DU GALVANISME

APPLIQUÉ

A LA MÉDECINE.

IMPRIMERIE DE SELLIGUE,
rue des Jeûneurs, n° 14.

DU GALVANISME

APPLIQUÉ

A LA MÉDECINE,

ET DE SON EFFICACITÉ DANS LE TRAITEMENT DES AFFECTIONS NERVEUSES, DE L'ASTHME, DES PARALYSIES, DES DOULEURS RHUMATISMALES, DES MALADIES CHRONIQUES EN GÉNÉRAL, ET PARTICULIÈREMENT DES MALADIES CHRONIQUES DE L'ESTOMAC, DES INTESTINS, DU FOIE, ETC.

Avec des Notes sur quelques remèdes auxiliaires,

PAR LA BEAUME;

Ouvrage traduit de l'anglais,

ET PRÉCÉDÉ DE REMARQUES, DE CONSIDÉRATIONS PHYSIOLOGIQUES, ET D'OBSERVATIONS PRATIQUES SUR LE GALVANISME,

PAR B.-R. FABRÉ-PALAPRAT,

CHEVALIER DE LA LÉGION-D'HONNEUR; DOCTEUR EN MÉDECINE DE LA FACULTÉ DE PARIS; DIRECTEUR GÉNÉRAL DE LA SOCIÉTÉ MÉDICO-PHILANTHROPIQUE; PRÉSIDENT DE LA SOCIÉTÉ ROYALE DES SCIENCES; DE LA SOCIÉTÉ ROYALE DES ANTIQUAIRES DE FRANCE; DE LA SOCIÉTÉ GALVANIQUE, ET DE PLUSIEURS SOCIÉTÉS DE MÉDECINE NATIONALES ET ÉTRANGÈRES.

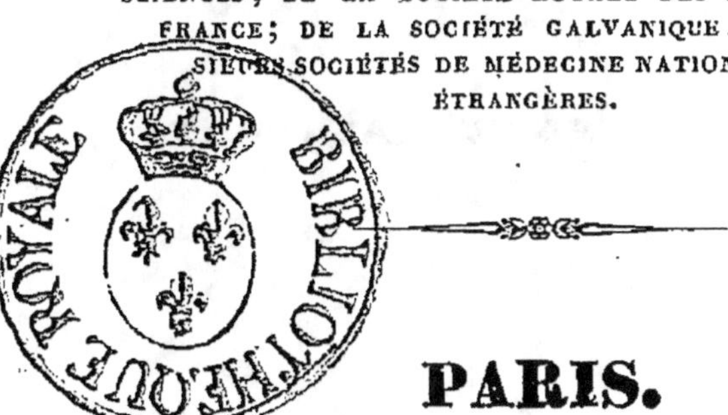

PARIS.

SELLIGUE, IMPRIMEUR-LIBRAIRE, Rue des Jeûneurs, n. 14.

BÉCHET JEUNE, LIBRAIRE, Place de l'École de Médecine n. 4.

1828.

INDICATION ANALYTIQUE

DES

MATIÈRES

CONTENUES DANS CE VOLUME.

(a) Les chiffres indiquent les numéros des pages.

(*) Le galvanisme fait disparaître, en général, l'état de constriction spasmodique des intestins; il dissipe la faiblesse de ces organes; il favorise les évacuations alvines. (Note 114.)

xij

OBSERVATIONS PRATIQUES.

(*) La galvano-puncture, en portant directement le fluide sur
les membranes, et en rétablissant la puissance des vaisseaux absorbans, peut amener plus sûrement que le galvanisme simple
l'absorption du liquide et la guérison.

PRÉFACE

DU TRADUCTEUR,

SUIVIE

D'OBSERVATIONS PRATIQUES.

Ayant eu occasion de lire un ouvrage sur le galvanisme appliqué à la médecine, publié à Londres, il y a peu de temps, par M. Labeaume, j'ai été frappé de l'analogie qui existe entre les faits décrits par ce médecin, et les faits que j'ai moi-même observés; aussi, convaincu, par ma propre expérience, que les observations du docteur anglais ne sont que l'expression fidèle des faits qu'il a eus sous les yeux, j'ai cru que je serais utile à mon pays, en traduisant en français (*) l'écrit de M. Labeaume, et en faisant connaître *les avantages extraordinaires* que nos voisins d'outre-mer ont su retirer de l'agent connu sous le nom de fluide galvanique.

En attendant que mes occupations me permettent de mettre en ordre les nombreux matériaux que m'a également

---

(*) M. Albert-Montémont, mon ami, qui occupe une place si honorable parmi les savans et les hommes de lettres, et auquel nous devons une élégante traduction en vers français des poëmes anglais, *les Plaisirs de l'Espérance*, *les Plaisirs de la Mémoire*, etc., a bien voulu prendre la peine de comparer ma traduction avec le texte anglais, et de corriger quelques fautes qui m'avaient échappé.

J'en suis d'autant plus reconnaissant, que la manière de s'exprimer de l'auteur, dans une langue qui peut-être n'est pas la sienne, avait rendu mon travail extrêmement difficile.

fournis une pratique étendue sur l'action thérapeutique de l'électricité galvanique, de les consigner dans un ouvrage *ad hoc,* et de rendre, en même temps, aux médecins français qui se sont occupés de cette branche importante (mais trop peu cultivée) de l'art de guérir, le juste tribut d'éloges qui leur est dû; je crois devoir rapporter ici quelques observations qui me sont propres, et dont l'exposé, si cela pouvait être nécessaire, servirait à justifier la publication en français de l'ouvrage de M. Labeaume.

Avant tout, je ne puis me dispenser de dire un mot sur le reproche qui a été fait aux médecins de France d'être restés en arrière au sujet de l'application du galvanisme à la médecine, ou du moins de n'avoir pas rendu publiques les observations qu'ils ont pu faire sur ce fluide, considéré sous le rapport thérapeutique.

Sans doute il n'a point encore paru en France de traité complet sur le galvanisme médical; et, si l'on excepte le mémoire sur l'électro-puncture que nous devons à M. le docteur Sarlandière, j'avoue que l'on n'a publié sur l'action médicale du galvanisme aucun traité spécial, et qu'il n'existe que quelques observations à ce sujet, éparsés dans la plupart des journaux de médecine, ou dans les procès-verbaux des diverses sociétés savantes.

Mais, du silence qu'ont gardé jusqu'à ce jour, sur l'application du galvanisme à la médecine, les praticiens français, l'on aurait tort de conclure qu'ils ont négligé de se livrer à l'étude d'une partie aussi intéressante des sciences médicales. D'ailleurs, si c'était ici le lieu, il me serait aisé de citer plusieurs de mes compatriotes qui s'occupent avec succès de l'application du galvanisme à l'art de guérir, et qui ont recueilli un assez grand nombre de faits pour avoir le droit d'entrer avec avantage dans l'arène; et si, jusqu'à ce moment, ils n'ont point livré à l'impression le résultat de leur pratique, j'ai la certitude que l'on ne doit pas en accuser leur zèle. Ils ont suffisamment prouvé ce que l'on peut attendre de leur amour pour les progrès de la science. Mais ils ont cru devoir se hâter lentement, et avant d'indiquer de nouveaux moyens de guérir, ils ont voulu consulter l'expérience, réunir les faits, les comparer, et attendre que leur nombre et leur liaison permissent d'exposer une doctrine, et d'ajouter quelques préceptes à ceux que nous avons déjà.

Toutefois, lorsque je m'exprime ainsi, loin de moi la pensée de blâmer en aucune manière les Anglais ou autres qui ont écrit sur un agent médical aussi énergique, mais qui, n'étant appliqué à la médecine que depuis un très-petit nombre d'années, est considéré par la presque généralité des médecins comme un sujet à peine ébauché, et peu digne encore de fixer l'attention de l'homme devant lequel se présentent, d'une part, le champ de l'expérience, dont nos maîtres nous ont transmis le précieux héritage, et de l'autre, la crainte de voir diminuer les chances de succès, en s'écartant d'une route où la gloire a laissé de si attrayans souvenirs.

Quoi qu'il en soit de la cause qui jusqu'ici semble pour ainsi dire avoir empêché le plus grand nombre des médecins de diriger leurs recherches vers le galvanisme et de recourir à son emploi dans le traitement des maladies, l'on n'en doit pas moins savoir gré à ceux qui, les premiers, ont su pressentir tout ce que l'art de guérir peut tirer d'avantages d'une découverte aussi importante, et qui, dans l'espérance d'agrandir le domaine de la science, ont osé porter au-delà des limites déjà tracées leurs bienfaisantes explorations, et qui ont su ramasser dans une carrière nouvelle des richesses inconnues dont l'humanité peut déjà célébrer la salutaire influence.

En publiant ce qu'ils doivent à une pratique éclairée, je pense qu'ils sont loin d'encourir le reproche de précipitation. Ils ont fait preuve d'une abnégation bien louable. Ils n'ont pas craint de mettre de côté l'amour propre de l'écrivain; et n'ayant pas ou ne croyant pas avoir encore les moyens de donner une théorie claire et positive sur le galvanisme et sur son mode d'agir comme médicament, ils ont dû se borner à exposer les faits pratiques qui se sont présentés à eux. En donnant ainsi un exemple qui, j'aime à le croire, sera bientôt suivi par tous les médecins dont l'attention se porte principalement sur les phénomènes du galvanisme, et son action dans les maladies, ils ont contribué aux progrès de l'art de guérir, et ils méritent notre reconnaissance (*).

L'écrit de M. Labeaume ne contient,

(*) Parmi les médecins français qui se sont occupés du galvanisme médical, je citerai MM. Magendie, Bailly, Cloquet, Sarlandière, Bricheteau et Andrieux, docteurs de la Faculté de Paris, et M. Dupont (Jean Chrysostôme), un des médecins les plus distingués de la Faculté de Montpellier, actuellement à Bayonne.

pour ai si dire, que des observations
pratiques. C'est l'ouvrage d'un médecin
qui, renouvelant chaque jour ses recherches, s'est mis chaque jour à portée
de préciser avec plus d'exactitude les cas
où le galvanisme peut être utile, ceux où
il ne produit aucun effet, enfin les circonstances où il pourrait être nuisible.

M. Labeaume a fait précéder son Traité
pratique du galvanisme d'une Notice sur
la digestion, sur les organes qui concourent à cet acte de la vie, sur les rapports
de ces organes avec les autres parties du
corps, et sur l'influence qu'une longue
expérience lui a démontré être puissamment exercée par le galvanisme pour le
rétablissement des forces vitales, nécessaires à l'entier accomplissement des diverses fonctions du corps. Cette Notice
est accompagnée d'une planche où l'on a

voulu représenter les viscères thoraciques
et abdominaux.

Dans cette Notice l'auteur cherche à
expliquer les divers phénomènes qu'il
décrit; et prenant pour guides des grands
maîtres sans doute, mais qui ont vécu
long-temps avant Lavoisier, Chaptal,
Adet, Vauquelin, Dulong, Thénard,
Biot, Gay-Lussac, Portal, Cloquet, Bi-
chat, Chaussier, Gall, Magendie et autres
savans du premier ordre, il semble igno-
rer que si les grands maîtres dont il in-
voque l'autorité (Haller par exemple),
étaient nos contemporains, ils abjure-
raient de vaines théories et les erreurs
qui en découlent, pour proclamer les
vérités que fait jaillir de toutes parts
l'étude philosophique de la physique, de
la chimie, de l'anatomie et de la physiologie.

C'est pour cela que j'ai cru pouvoir me dispenser de conserver dans cette traduction 1° ce que M. Labeaume a écrit sur les organes digestifs, et sur le mode d'agir de ces organes, etc. ; 2° quelques explications qui m'ont paru trop peu en harmonie avec l'état actuel de la science médicale et surtout de la physiologie; 3° la gravure anatomique.

M. Labeaume ne trouvera pas mauvais, je l'espère, que je me sois permis une pareille suppression lorsqu'il saura que je livre son écrit à l'examen d'hommes qui, ayant une connaissance profonde de la structure du corps, des fonctions des divers organes et de leurs altérations, et pour lesquels d'ailleurs sont ouverts chaque jour de nombreux amphithéâtres d'ana-tomie, ne sauraient avoir besoin, ni d'une gravure, pour leur rappeler la position des viscères, ni d'explications qui ne seraient point basées sur des faits incontestables (*).

(*) M. Labeaume paraît, d'une part, considérer le plus grand nombre des maladies comme provenant d'un dérangement des forces digestives, et, de l'autre, être convaincu de l'insuffisance de la plupart des remèdes employés pour rétablir l'état des organes de la digestion. Il propose, et avec raison, de remplacer, dans beaucoup de cas, ces remèdes par l'agent galvanique. Je crois ne pouvoir mieux faire connaître sa manière de voir à cet égard, qu'en rapportant textuellement le dernier paragraphe de sa Notice sur la digestion. Toutefois, comme l'expérience m'a démontré que l'action simultanée du galvanisme et de quelques médicamens peut être infiniment utile dans beaucoup de circonstances, je me fais un devoir de le déclarer. L'application *exclusive* du galvanisme serait une absurdité, lorsque le concours de ce précieux moyen et du régime, et (quand cela est nécessaire) celui de médicamens convenables, ne peuvent que hâter la guérison.

Extrait de la Notice de M. Labeaume sur la
digestion.

« Pour empêcher les effets du déran-
» gement accidentel du corps humain et
» sa tendance continuelle au dépérisse-
» ment et à la mort, le conservateur de
» la vie humaine a ordonné que diverses
» substances prises dans le règne animal,
» dans le végétal et dans le minéral, de-
» vinssent les moyens de conserver et de
» rétablir la santé, et de maintenir la vie.
» Ces substances, élaborées par des pro-
» cédés particuliers, sont administrées
» aux malades d'après les indications re-
» connues par les médecins ; néanmoins
» l'expérience démontre qu'elles sont
» quelquefois sans succès dans certaines
» maladies, non par défaut d'habi-
» leté dans le médecin, mais par le

» manque d'énergie de ces substances.
» Leur mode d'opérer, leur action,
» se bornent à certains organes seule-
» ment, et par conséquent, avant que
» cette action ait atteint le siége de la
» maladie, elles ont perdu leur plus grande
» vertu médicinale ; mais le remède qui
» s'applique le plus immédiatement au
» principe vital, sans l'intervention des
» nombreux organes et de leurs opéra-
» tions combinées, est celui qui, mainte-
» nant, appelle l'attention du lecteur.
» Le principe élémentaire dans l'homme,
» appelé fluide nerveux, a été considéré
» par plusieurs philosophes comme ayant
» la plus grande affinité avec le fluide
» galvanique, d'après la ressemblance
» qu'ils ont entre eux, dans leur influence
» sur les procédés de la digestion, de la
» respiration, etc. Quoi qu'il en soit,

» mon dessein est maintenant de prou-
» ver, quelles que soient les opinions des
» autres à ce sujet, que l'influence gal-
» vanique est un remède d'une vaste im-
» portance dans les maladies des viscères
» abdominaux et thoraciques et du sys-
» tème nerveux, ainsi que dans le déran-
» gement des facultés de l'âme et de l'en-
» tendement, dans lesquels les remèdes
» ordinaires , quelque judicieusement
» qu'ils soient administrés, et quelque
» favorables que soient les circonstances,
» trompent souvent les espérances les
» plus raisonnables du médecin et du
» malade. C'est donc sur ce remède ex-
» traordinaire que j'appelle l'attention
» de mes confrères et du public, en sou-
» mettant mon travail à leur jugement.»
Au surplus, lorsque je me suis décidé à
traduire et à publier l'ouvrage de M. La-

beaume, j'ai eu moins pour but de présenter les vues théoriques de l'auteur que ses nombreuses observations; j'ai voulu seulement faciliter les moyens d'étudier les faits pratiques, qu'il a recueillis, et de les comparer avec ceux qu'ont pu ou que pourraient publier d'autres médecins.

Comme il est probable que M. Labeaume, placé sur un théâtre où il a tant d'occasions de constater de nouveaux faits, ne manquera point d'en enrichir une nouvelle édition de cet ouvrage, j'oserais l'engager à les décrire avec moins de laconisme. Agir autrement serait diminuer le degré d'intérêt et d'utilité que donnent aux observations médicales des détails en apparence minutieux. Ces détails peuvent être dédaignés par des hommes plus ou moins étrangers à l'art de guérir, qui ne prennent la plume que pour se livrer à une sorte de spéculation ; mais ils seront toujours reçus et annotés avec le plus grand soin par les médecins dignes de ce titre, et qui savent que les descriptions les plus oiseuses, en apparence, peuvent être de la plus grande importance en médecine, et que, sans elles, la plupart des observations deviennent stériles et sans application.

M. Labeaume n'emploie le galvanisme qu'en forme de bains ou de simple courant. Il croit devoir négliger les commotions et les moyens qui peuvent porter le fluide directement jusqu'aux parties malades.

Sans doute les personnes d'une excessive susceptibilité nerveuse se trouvent fort bien, en général, du bain ou courant simple galvanique ; aussi la méthode de

M. Labeaume doit-elle être utile aux malades doués d'une constitution éminemment nerveuse. Mais, dans beaucoup de circonstances (*Voyez* l'observation nº 1), il ne suffit pas de faire parcourir paisiblement au fluide électrique les diverses parties du corps, même de le porter directement, par le moyen d'un conducteur spécial, jusque dans les canaux nerveux (*) : il est souvent indispensable d'imprimer au système malade des commotions, des ébranlemens proportionnés à son état. Il peut aussi devenir nécessaire de déterminer une forte excitation sur quelques

---

(*) D'après quelques observations anatomiques, dignes d'attention, il paraîtrait qu'il existe dans les nerfs un canal dont les fonctions seraient vraisemblablement de contenir un fluide quelconque.

Voyez le Mémoire de Bogros et le Rapport que M. Magendie a fait à l'Institut sur ce Mémoire.

points de la périférie du corps, d'y produire une inflammation plus ou moins
vive et permanente, afin de pouvoir, à
l'aide de ce moyen, favoriser l'action du
galvanisme et hâter une guérison qui,
peut-être, sans un tel auxiliaire, reste-
rait imparfaite (*Voyez* l'observation relative à M. Manby fils, n° 2). Le courant
simple du fluide galvanique serait alors
insuffisant pour opérer la guérison; et je
ne doute pas que, dans plusieurs cas où
l'on n'a pas eu de résultat satisfaisant du
bain simple, l'on n'eût obtenu un succès
complet si l'on avait administré différemment le fluide.

Ce n'est pas ici le lieu d'exposer les circonstances où il convient de recourir à
l'application de conducteurs-plaques sur
la peau, au bain simple, à la commotion,
à l'introduction de conducteurs de force

différente dans les ouvertures naturelles ou dans d'autres parties, à travers les tissus du corps, etc. : ce sera le sujet d'autant de chapitres de l'ouvrage spécial que je me propose de publier sur l'action thérapeutique de l'électricité en général, et principalement de l'électricité chimique ou galvanique. Mais comme je suis convaincu par l'expérience qu'il est un grand nombre d'affections qui ne sont combattues avec succès que par le moyen auxiliaire de conducteurs qui pénètrent jusque dans les organes malades, et par des commotions plus ou moins fortes, plus ou moins long-temps répétées, j'ai de la peine à concevoir que l'application si puissante de ces modes d'administration de l'électricité ne soit pas conseillée par des médecins instruits et doués éminemment du talent de l'observation. Il en est de l'électricité comme de tout médicament. Elle doit être dosée selon la constitution, l'âge, etc., du malade. Aujourd'hui, nous possédons des moyens extrêmement simples de graduer la tension et l'intensité du fluide, soit physique, soit chimique, et d'en doser la quantité. Conséquemment, nous pouvons augmenter ou diminuer à volonté la somme et l'énergie du fluide, et la force du courant. Nous possédons également des moyens non moins faciles de graduer les commotions. Nous sommes libres, selon l'indication, d'établir une gradation de sensations, depuis celle qui résulterait d'un courant d'air, d'un léger chatouillement, de percussions à peine sensibles, d'une chaleur douce et agréable, jusqu'à la sensation que produiraient un état convulsif, des chocs violens, l'ustion plus ou moins profonde occasionnée par un fer chauffé à blane, etc. Mais, puisque nous possédons les moyens de modifier la puissance galvanique, et que nous avons le pouvoir de soumettre à un calcul, pour ainsi dire mathématique, la tension et l'intensité du fluide (*), ainsi que la quantité de ce

---

(*) Il faut soigneusement distinguer, dans la charge d'une pile, la tension de l'intensité. La tension résulte de l'accumulation ou addition à l'un et à l'autre pôle des sommes d'électricité de même nature, produites par la force électro-motrice de chaque couple ou élément. Conséquemment la tension augmente en raison du nombre de couples. Si la pile se compose de cent élémens, par exemple, la tension sera de cent degrés ; si la pile ne se compose que de quatre élémens, la tension sera seulement de quatre degrés, etc. Si l'on met un conducteur en communication avec un pôle, la tension diminuera pour se rétablir à l'instant même. Mais celle de l'autre pôle n'en sera nullement diminuée.

La tension n'indique pas la force de l'électricité accu-

même fluide qu'il est utile de transmettre au corps malade, pourquoi un méde-

---

mulée; elle n'exprime que la somme des quantités produites par un nombre déterminé d'élémens.

Ainsi, une pile de cent élémens ayant chacun un
millimètre carré de surface, n'exprimera à chaque pôle
que la somme de très-petites quantités de fluide ; et
l'effet que l'on obtiendrait d'une telle somme d'électricité ne pourrait être que très-faible.

Un élément, considéré d'une manière isolée, a, vers
chacun de ses pôles, une tension comme un, produite,
d'un côté, par le fluide boréal, et de l'autre par le
fluide austral (*). Mis en communication avec un autre
élément, il acquiert une tension donble vers celui de
ses pôles qui est opposé au second élément (le pôle boréal, par exemple), et il transmet au pôle austral de

(*) Ces fluides sont ainsi désignés à cause de l'analogie qui existe
entre le fluide *électrique* et le fluide *aimant*. J'ai préféré employer
la dénomination de fluide austral à celle de fluide positif ou vitré,
et la dénomination de fluide boréal à celle de fluide négatif ou
résineux, qui peuvent donner des idées fausses de la nature de
l'agent qu'elles indiquent.

cin éclairé, prudent, exercé, se borne-
rait-il à l'administration de l'électricité

---

ce dernier élément, une somme de fluide qui, à son tour, en double la tension. L'élément suivant aura une tension triple, provenant de l'électricité qu'il développe lui-même sans interruption, et de celle que lui transmettent aussi sans interruption les élémens qui précèdent : ainsi de suite, pour tous les autres couples.

L'électricité, toutes choses égales d'ailleurs, a d'autant plus d'énergie, de force, d'action, d'intensité, qu'elle est développée par des couples dont les surfaces sont plus grandes. L'intensité est donc en raison des surfaces des élémens électro-moteurs; donc un petit nombre d'élémens à grandes surfaces produira une intensité plus grande que n'en produirait un pareil nombre, et même un nombre beaucoup plus considérable de couples ayant moins de surface.

Donc, avec un petit nombre d'élémens on peut, toutes choses égales d'ailleurs, avoir une grande intensité et une faible tension, et réciproquement avec beaucoup d'élémens on peut avoir une grande tension et peu d'intensité.

La tension, considérée isolément, serait donc en rai-

par le mode le moins puissant dans ses effets, par le bain simple ou par de faibles commotions, lorsque, pressé par de positives indications et par la conviction

---

son directe du nombre d'élémens sans avoir égard à leur surface.

L'intensité, considerée aussi isolément, serait en raison directe des surfaces des élémens, sans avoir égard à leur nombre.

Mais, comme il ne saurait y avoir de tension sans intensité, la force entière ou absolue de la pile sera en raison composée du nombre des plaques, élémens ou couples, et du carré de leur surface.

Ainsi, avec cent élémens de quatre millimètres carrés de surface chacun, mis en communication par le moyen d'un acide dont le degré est déterminé, l'on n'obtiendra à chaque pôle qu'une très-faible puissance d'électricité, quoiqu'il y ait une tension comme cent ; tandis qu'avec un ou deux élémens, par exemple, de deux pieds carrés de surface, et trempés dans un acide semblable, ayant le degré indiqué, l'on obtiendra une intensité capable de fondre et de volatiliser le métal le plus réfractaire.

qu'il puise dans son expérience, il sait que, sans jamais occasionner le mal, il peut, en opérant sur une échelle dont tous les degrés lui sont parfaitement connus, agir avec autant de sûreté, avec plus de promptitude, et, presque toujours, avec la certitude du succès ?

En un mot, puisque le fluide électrique est un médicament, nous devons employer ce moyen thérapeutique comme nous employons tous les autres médicamens : et si, par une méthode de gradation établie d'après un très - grand nombre d'observations précises , nous osons prescrire les substances même les plus délétères (*); si nous ne craignons

----

(*) Tels que le mercure, l'ammoniaque, la strychnine, la quinine, la morphine, l'acide hydrocyanique, l'acide nitrique, etc., qui sont des remèdes admirables ou des

pas de les introduire dans le corps par le canal alimentaire ou par toute autre voie; si, en recourant à une administration sagement calculée de ces agens, nous obtenons des cures souvent inespérées, pourquoi n'en serait-il pas de même du galvanisme, lorsqu'il est positivement indiqué et que les doses de fluide sont proportionnées à l'état du malade?

Sans doute je respecte les motifs qui semblent dicter une réserve (trop peu philosophique, selon ma façon de voir) dans l'application du produit de la pile;

______

poisons terribles, d'après leur mode d'administration. Ce qui, pour le dire en passant, prouve qu'il n'y a pas de poison proprement dit dans la nature; que les doses seules peuvent produire une action délétère, et que la substance reconnue par nous comme la plus innocente et la plus nutritive peut devenir mortelle, si elle est prise en trop grande quantité.

mais le respect que j'éprouve pour le praticien qui craint d'aller au-delà de ses premiers essais, ne saurait placer un bandeau sur mes yeux et me priver des lumières que peuvent me fournir une expérience de plusieurs années, et une étude approfondie du galvanisme et de son action sur le corps vivant.

C'est pour cela que, bien loin de me borner à la seule administration du courant galvanique, j'ai recours, selon les circonstances et les indications, soit au courant simple du fluide, ayant une tension et une intensité plus ou moins fortes, soit à des commotions variées, soit enfin à l'adjonction de moyens qui peuvent favoriser l'action de la puissance galvanique, en la dirigeant spécialement sur les organes malades, etc.

Comme il existe des cas où il est nécessaire de porter le fluide directement sur une partie située profondément, ou d'agir sur cette partie par le moyen d'un nerf qui est en communication (*) avec elle, et que cela ne sé peut que d'une manière imparfaite, si l'on n'a vaincu les obstacles qui s'opposent au passage du fluide (tels sont, entre autres, la graisse et le périoste, reconnus pour être de fort mauvais conducteurs de l'électricité) (**), quel est le médecin qui, ayant connaissance d'un moyen direct de communication, et sachant surtout que l'emploi de ce moyen

---

(*) De toutes les substances qui entrent dans la composition des corps vivans, les nerfs et les organes dont ils sont des dépendances, sont, sans en excepter peut-être les liquides, les conducteurs les plus parfaits du fluide électrique.

(**) Je ne parle pas de l'épiderme, que l'on rend perméable au fluide en l'imprégnant d'un liquide.

est, en général, à peine douloureux, ne s'empressera pas d'en profiter pour diriger le remède sur une partie que, sans ce précieux auxiliaire, il ne pourrait exciter que faiblement, attendu que le fluide perd de son énergie à mesure qu'il se dissémine sur les diverses substances conductrices qu'il rencontre dans son chemin, telles que des cordons nerveux, les divers liquides, etc.?

Ce moyen est l'acupuncture.

Depuis des siècles les Japonais et les Chinois ont recours à cette opération presque contre toute espèce de maladie. Si l'on en croit le traducteur d'un livre japonais dont nous devons la publication à M. Sarlandière, la pratique de l'art d'acupuncturer n'est permise, au Japon, qu'à des docteurs qui se sont exercés dans le maniement des aiguilles pendant plusieurs années, et qui ont obtenu un brevet acupunctural du personnage chargé en chef de l'enseignement médical.

La vénération que les Japonais ont pour l'acupuncture paraît ne pas avoir de bornes; et les cures extraordinaires obtenues par ce moyen, que nous racontent des hommes venant de loin, sans doute, mais que je n'oserais accuser de mensonge, ont dû suffire pour autoriser les médecins à faire l'essai d'une pareille opération.

Quelques guérisons de rhumatismes chroniques peu intenses et de douleurs articulaires indéterminées, tel est, en général, le résultat qu'a eu, à Paris, l'emploi de l'acupuncture ; et, soit que le climat, le genre de vie, la constitution des hommes de nos pays n'aient pas permis d'obtenir les succès que devaient nous faire espérer les merveilleuses relations des cures japonaises ; soit que le manque d'un *Soe-Bosi* (*) nous ait privés d'acquérir l'expérience nécessaire pour triompher du mal et conquérir le bien, l'acupuncture est tombée dans l'oubli.

Cependant il est probable que si (nonobstant l'ignorance des acupunctureurs et leur absurde manière de s'exercer à l'acupuncture) des succès certains ne suivaient, la plupart du temps, en Chine

---

(*) A l'époque où l'on a essayé en France de l'application des aiguilles, l'on ne connaissait ni le *Traité d'acupuncture* des docteurs du Japon (niaiserie médicale, mais livre sacré dans le pays) ni leur ridicule *Soe-Bosi*, espèce de poupée en bois, en carton, en cire, sur laquelle les aspirans-médecins sont tenus, pendant 5 ou 6 ans, de s'exercer à l'acupuncture, et sans doute aussi à *l'anatomie*, pour pouvoir obtenir le droit de s'asseoir parmi les gros bonnets des facultés japonaises.

et au Japon, l'application de ce moyen, il ne serait pas, depuis plusieurs milliers d'années, l'objet constant d'un culte aussi répandu.

Quoi qu'il en soit de ses succès ou de ses non-succès, nous ne devons pas moins être reconnaissans envers les hommes qui nous ont fait connaître l'acupuncture, et si chez nous cette opération n'a pas eu les résultats que l'on en espérait, elle a eu au moins l'avantage de devenir entre les mains des médecins français, non comme au Japon, un moyen direct de guérison, mais le moyen de porter un médicament des plus énergiques dans des parties situées profondément, et où jusque-là il avait été impossible de le faire pénétrer sans qu'il eût perdu une grande partie de sa force, et par conséquent de sa vertu.

D'après des notes qui m'avaient été communiquées sur l'action éminemment médicatrice de l'acupuncture, j'avais cru, il y a environ quinze ou seize ans, devoir recourir à l'implantation des aiguilles chez quelques malades qui avaient bien voulu se soumettre à cette opération ; mais le peu de succès que j'en obtins ne me permit point d'en renouveler souvent l'application.

Cependant je cherchais à me rendre compte, même des plus insignifiantes guérisons opérées à l'aide d'un instrument assez délié pour ne produire aucune (*) irritation, etc., etc.

____

(*) Les aiguilles que j'emploie pour la galvano-puncture, comme celles que j'avais mises en usage pour l'acupuncture simple, sont en or, en platine, en argent et en acier. Elles sont tellement fines, aigües et flexibles, qu'elles écartent facilement, et sans les déchirer,

J'avais remarqué que lorsque je reti-rais du corps les aiguilles *en acier*, elles présentaient *quelquefois* (*), dans une teinte bleuâtre, les marques incontesta-bles d'un commencement d'oxidation. Je fus conduit à penser que cette oxidation pouvait être l'effet (quoiqu'en moins) d'une cause semblable à celle qui oxidait aussi *quelquefois* les extrémités des conduc-

---

les mailles des tissus dans lesquels elles pénètrent. Aussi est-il rare qu'une personne acupuncturée ressente la moindre douleur de la piqûre, à moins que les ai-guilles ne soient introduites à travers un nerf, une aponévrose, un ligament et une partie d'une contexture extrêmement serrée.

(*) Les piles dégagent de l'oxigène au pôle austral, et de l'hydrogène au pôle boréal. Les aiguilles introduites dans un corps animal, et qui répondent au pôle austral, sont plus ou moins oxidées, et, ce qui est remar-quable, l'oxidation a lieu par zones.

teurs en fil de fer poli qu'en me livrant à des expériences particulières, j'avais introduites dans des cuisses de grenouilles, pour établir par leur moyen un courant galvanique.

J'eus bientôt acquis la conviction que l'oxidation de ce fer provenaitd'une action électro-chimique; et je dus en conclure que l'oxidation des aiguilles dans l'acupuncture simple tenait à une cause semblable, mais infiniment moins intense que lorsqu'à l'aide d'une pile l'on ajoute des sommes plus ou moins grandes d'électricité à celle qui est développée dans le corps acupuncturé.

Comme dans tous les corps de la nature, le contact immédiat des parties qui ne sont pas absolument homogènes, tant sous le rapport de leur composition que sous le rapport de leur température, développe une force électro-motrice (*), con-

---

(*) Je dois à l'obligeance de M. Paul Coqueré (qui s'occupe avec tant de succès de l'étude des sciences physiques) un multiplicateur électrique d'une sensibilité tellement grande, qu'à l'instant même où l'on saisit l'extrémité d'un des fils avec le pouce et l'index, il s'établit dans l'appareil d'aiguilles un mouvement proportionné à la différence de température qui existe entre les deux doigts.

Le savant et modeste M. Le Baillif, dont le cabinet contient un si grand nombre d'instrumens de physique d'une rare perfection, et qu'il a construits lui-même, principalement le *micromètre divisé en centièmes, deux centièmes et quatre centièmes, dont toutes les divisions sont tracées de cinq en cinq et de dix en dix, et qui donne, d'une manière rigoureuse, la* 840° *partie et quelques fractions d'une ligne*, ce savant, dis-je, possède un multiplicateur dont la sensibilité est infiniment supérieure à celle de l'instrument que j'ai dans mon cabinet, et qui seul donnerait la démonstration, j'oserai dire mathématique, du développement de la force électro-motrice résultant du simple contact de parties (quelles qu'elles soient) de nature ou de température différentes.

séquemment une action chimique, etc. (*),

(*) Serait-il improbable, 1° que la vie, généralement parlant, ne fût que l'action des forces électro-motrices dont sont douées, à des degrés différens, les molécules qui forment l'ensemble des corps de la nature, lorsqu'elles sont mises en contact avec d'autres molécules ?

2° Que plusieurs molécules réunies, sous des conditions à nous inconnues, eussent la faculté, la propriété de modifier les forces vitales élémentaires, et de former des systèmes particuliers, organisés de manière à pouvoir diriger l'exercice de ces mêmes forces, depuis celle que nous appelons attraction ou affinité, jusqu'au développement de tout ce qui constitue la plus sublime organisation ?

3° Que le fluide électrique, produit de ces mêmes forces, modifié, soit dans chaque système par la nature même de la composition de ce système, soit dans un ensemble ou une réunion de systèmes (dont chacun devient partie constituante, et un des organes de cet ensemble) ayant tous une action réciproque les uns sur les autres, que le fluide électrique, dis-je, ainsi modifié, fût ce que l'on appelle ou ce que l'on présume être, chez les animaux, le fluide vital ou nerveux (a) ?

(a) Au moment où je venais de corriger une épreuve de cette

et que, les diverses parties d'un corps

4° Que la vie spéciale dont est doué un corps organisé fût soumise à l'influence du concours des forces vitales produites dans chacun de ses organes en particulier, de même que l'état vital de chaque organe serait soumis à l'influence plus ou moins nécessaire de la vie de l'ensemble des organes, ou du corps organisé ?

5° Que chacun des organes fût composé de manière à produire une modification particulière d'électricité (*a*),

feuille, j'ai reçu une lettre de M. le docteur Dupont, dans laquelle il veut bien me soumettre, entr'autres, la question suivante : « Sur » quelle raison pourrait-on appuyer l'opinion qu'il existe un fluide » nerveux, et que ce fluide est analogue au fluide galvanique ? »

La réponse à cette question me paraissant exiger un développement que ne saurait me permettre l'espace dont je puis disposer, je regrette de ne pouvoir l'insérer ici ; je ferai en sorte de la placer après la préface.

(*a*) D'après la loi relative aux forces électro-motrices développées par le contact de corps différens, ne serait-il pas permis de penser que la substance cendrée du cerveau et la substance blanche contribuent puissamment, par le contact de leurs surfaces extrêmement étendues, par la différence de leur composition et vraisemblablement aussi par celle de leur température, ne serait-il pas, dis-je, permis de penser que ce contact contribue à produire une quantité considérable de fluide électrique, modifié de manière à

vivant sont nécessairement soumises à

---

apte à présider à la direction de certaines fonctions , et à influer sur les modes d'être, de vivre et d'agir des autres organes ?

6° Que, par l'effet de la même cause , les uns, tels que le cerveau, la moelle rachidienne, présidassent à la vie de relation , d'autres à la vie de conserva- tion , etc. , etc. ?

7° Que les corps (animaux par exemple) n'étant, en dernière analyse, qu'un composé de vaisseaux et de li- quides (je ne parle pas des fluides impondérables), l'ac- tion dont jouissent ces vaisseaux et ces liquides pro- vînt du développement d'une force électro-motrice, proportionné à la différence de composition des fluides et de leurs vaisseaux respectifs ?

8° Que la quantité et la force d'électricité, dévelop-

pouvoir donner naissance aux phénomènes si admirables que l'on remarque avec plus ou moins de développemens chez tous les êtres qui sont doués d'un organe cérébral ?

Le liquide céphalo-rachidien, récemment découvert par M. Ma- gendie, ne serait-il pas aux élémens de la pile cérébrale ce qu'est le liquide interposé aux élémens de la pile métallique ?

cette loi générale , je dus considérer

---

pées dans chacun de ces vaisseaux, contribuassent plus ou moins énergiquement à accélérer la circulation des. liquides (a) ?

9° Que la chaleur fût le produit des compositions et des décompositions chimiques qui ont lieu continuellement dans toutes les parties du corps; du développement des forces électro-motrices qui accompagnent ou occasionnent ces mêmes compositions ou décompositions; des collisions qu'exercent sans cesse, les unes sur les autres, toutes les parties, et surtout du frottement plus ou moins rapide des liquides sur les parois de leurs vaisseaux, et de la résistance de ces derniers ?

10° Que lorsqu'un ou plusieurs organes souffrent dans leur organisation, qu'ils sont altérés dans leur manière d'être, le développement des forces vitales ou électriques fût modifié; que leurs fonctions ne se faisant plus selon l'ordre nécessaire pour maintenir l'équilibre

(a) L'on sait que, toutes choses égales d'ailleurs, un courant d'eau, par exemple, acquiert de l'accélération par l'effet d'un courant électrique, et que l'accélération de l'eau est proportionnée à la force de ce courant.

seulement les aiguilles acupuncturales

---

des forces générales et des fonctions de l'ensemble, la vie des autres organes souffrît et finît par s'éteindre d'autant plus promptement que l'altération des organes malades serait plus grande, et que la nature de leur influence sur la vie et les fonctions des autres organes serait plus étendue et plus importante?

11° Qu'après la cessation de la vie de l'ensemble des organes, il y eût toujours, et nécessairement, continuation du développement de l'électricité, ainsi que de tous les élémens de la vie; mais que ces élémens ne pouvant plus concourir à l'exercice de la vie, tel qu'il avait lieu auparavant, des modifications s'établissent dans les forces électro-motrices qui sont dans un état non interrompu d'action, ainsi que dans leurs effets? Ces forces prendraient, alors, une nouvelle direction; des décompositions et des compositions chimiques différentes auraient lieu; d'autres corps s'approprieraient ces nouveaux composés qui en deviendraient une partie constituante essentielle, et bientôt se trouverait anéantie jusqu'à la dernière trace d'une aussi admirable existence.

Je ne me permettrai pas de discuter ces questions dans une note. Elles exigent préalablement un sévère

comme des conducteurs électriques (*).
Je pensai qu'elles n'agissaient dans les
maladies qu'en cette qualité, et qu'il

---

examen de plusieurs faits physiologiques et les plus pro-
fondes méditations. Si je puis oublier la faiblesse de mes
moyens, j'essaierai d'aborder ces questions dans mon
ouvrage.

(*) Dans l'acupuncture simple, les aiguilles agissent -
elles, mais en moins, de la même manière que dans l'é-
lectro-puncture ? puisent-elles à l'extérieur une somme
d'électricité qu'elles ajoutent à celle qui se développe
sans cesse dans le corps, ou bien soutirent-elles de ces
mêmes corps un excès de fluide électrique qui lui était
nuisible ? Rétablissent-elles ainsi, dans le mode d'être
du fluide nerveux, l'équilibre nécessaire au maintien
de la santé ? Agissent-elles aussi, en développant elles-
mêmes dans le corps une nouvelle électricité, par
leur contact avec les parties dans lesquelles on les fait
pénétrer ?

Le fluide introduit, soutiré ou produit par les aiguilles ou par tout autre moyen, agit-il en stimulant les
conducteurs (filets ou canaux nerveux), en les ébran-
lant, en les désobstruant, en donnant du ton aux organes

pourrait y avoir un grand avantage à employer ce moyen auxiliaire , pour faire du galvanisme à la médecine une application beaucoup plus utile qu'on ne l'avait fait jusqu'alors , soit avec l'acupuncture seule (qui, pour n'offrir que le développement d'une force électro - motrice infiniment petite, n'en doit pas moins être considérée comme agissant de la même manière que le galvanisme proprement dit), soit avec le galvanisme sans l'emploi simultané du

---

affaiblis, en excitant ainsi la force circulatoire des liquides (*voyez* la note (*a*) de la page 49) contenus dans les vaisseaux et en facilitant l'absorption des liquides stagnans , etc. ?

Chacune de ces questions peut être résolue affirmativement et soutenue avec avantage. Je les examinerai avec tout le soin possible dans mon ouvrage sur le galvanisme.

conducteur acupunctural. Déjà je me proposais d'essayer ce nouveau moyen sur
moi (*voy.* l'observ. n° 1), lorsque parut
le Mémoire de M. Sarlandière au sujet de
l'électro-puncture, Mémoire dans lequel se
trouve développée l'opinion que je m'é-
tais formée sur le mode d'agir des aiguilles
dans l'acupuncture (*).

(*) Comme je n'avais fait part à qui que ce soit de
ma manière d'envisager ce mode d'agir, et que je ne
connais aucun auteur qui eût proposé d'appliquer l'acupuncture au galvanisme, je crois remplir un devoir
en rendant à mon ami et très-excellent confrère M. Sra-
landière, la justice de reconnaître que, par suite de
ses propres observations, et des réflexions qu'elles ont
fait naître en lui, il a eu la pensée d'utiliser l'acupuncture en l'appliquant au galvanisme, et que le premier
il a fait connaître ce nouveau moyen dans le Mémoire
dont je viens de parler.

Je profite de cette occasion pour prier mon cher

Après la lecture du Mémoire de M. Sarlandière, convaincu de plus en plus de la justesse de ma façon de voir, je suspendis l'usage infructueux que j'avais fait jusqu'alors du galvanisme par courant, à l'aide de conducteurs mouillés appliqués sur diverses parties de la peau ou introduits dans les ouvertures naturelles, etc., et je fus galvano-acupuncturé avec un succès remarquable et auquel j'étais loin de m'attendre (*voy.* l'obs. n° 1).

---

confrère d'agréer de nouveau l'expression de ma reconnaissance, au sujet des services si obligeans que j'ai reçus de lui, lorsqu'après avoir inutilement épuisé, sur ma personne, l'emploi de tous les modes d'électricité, soit physique, soit chimique, j'ai pris la résolution de recourir aux commotions galvaniques et à l'acupuncture, afin de porter plus efficacement le fluide au-delà du péricrâne.

Bientôt de nombreuses occasions de faire participer d'autres personnes malades au bienfait de la galvano-puncture s'étant présentées, je les saisis avec empressement. Sans doute j'ai eu le regret de ne pas réussir dans toutes les circonstances : mais, d'après le grand nombre de guérisons que j'ai obtenues depuis que j'ai essayé ce moyen sur moi, guérisons que vraisemblablement n'eût pu amener aucun autre traitement médical, j'ai acquis la conviction que si les médecins qui ont appliqué jusqu'ici l'agent galvanique à la curation des maladies, n'avaient pas craint de recourir à l'acupuncture, ils n'auraient pas à regretter d'avoir échoué dans le traitement de certaines affections qu'ils ont cru devoir déclarer incurables.

M. Labeaume est du nombre de ces

médecins, si j'en juge par plusieurs observations insérées dans son ouvrage, ainsi que par l'article où il traite de *l'acupuncture*. S'il avait pratiqué, lui-même, cette opération, et si, en la pratiquant, il s'était servi *d'instrumens convenables*, s'il l'avait faite sur la partie même où elle devait avoir lieu, et avec cette dextérité qu'il sait mettre dans toutes ses opérations, je dois croire qu'il se serait exprimé différemment à ce sujet, et qu'il se fût épargné la description de ce qu'il appelle de *grosses aiguilles*, ainsi que la peinture de *la douleur* qu'il prétend qu'elles occasionnent, et *du danger* qui les accompagnerait.

M. Labeaume déclare que pour obtenir du galvanisme des effets salutaires, il est indispensable, dans certains cas, de faire coïncider ce mode de traitement avec l'administration d'autres moyens curatifs (*). Parmi ces moyens il cite les *moxas*. Ainsi que lui, j'ai plus d'une fois éprouvé que les moxas favorisaient l'action du galvanisme. Mais, plus heureux que M. Labeaume, j'ai trouvé dans le galvanisme même un moyen d'obtenir instantanément depuis le plus faible degré de chaleur jusqu'à la plus active combustion (**), et avec elle les effets du moxa,

---

(*) Dans l'exposé des moyens curatifs auxiliaires du galvanisme, M. Labeaume rappelle les grands avantages qu'il a retirés de différens bains, et principalement de l'eau nitro-hydrochlorique administrée en lotions ou en bains de jambes. Je donnerai trois observations sur les heureux effets que j'ai obtenus de l'administration isolée de ces derniers bains. Deux de ces observations sont relatives à des engorgemens du foie, et la troisième est relative à une hydropisie générale dont la cause était une maladie du foie.

(**) Il est à remarquer que quoique l'oxigène se dé-

sans recourir à cet appareil d'ustion lente et si douloureuse que l'on met en usage pour pratiquer la cautérisation moxaïque.

Le moxa se place ordinairement sur la partie malade ou dans ses environs. De même, le courant galvanique, destiné à produire la cautérisation, est dirigé, en général, d'un point déterminé par une indication quelconque, vers un des points de la surface du corps qui correspondent à l'organe ou à la partie malade.

Lorsque le moxa est reconnu indispensable, on introduit une aiguille de *platine* dans la partie correspondante de l'organe

---

gage au pôle positif ou austral, l'impression de la douleur se fait ordinairement sentir au pôle négatif ou boréal, et que souvent la douleur et l'oxidation se manifestent des deux côtés.

affecté, ou dans tout autre endroit qui est indiqué. En mettant cette aiguille en communication avec le pôle austral d'une pile dont les élémens aient une surface convenable et soient en nombre suffisant, et en faisant communiquer ensuite l'autre pôle avec une partie déterminée du corps, l'on obtient à l'instant même une ustion galvanique plus ou moins profonde, et dont l'impression douloureuse se manifeste et disparaît avec la vitesse de l'éclair.

J'ai occasionné un certain nombre de ces cautérisations sur la région de mon estomac et sur ma tête, lorsque je me traitais de ma maladie nerveuse; j'en ai fait autant sur plusieurs autres personnes; et j'avoue, d'après ce que j'ai ressenti, et d'après la déclaration des personnes dont je viens de parler, que la fugacité de la douleur semble en détruire la réalité, et que si un point bleuâtre n'annonçait une escarre, si quelques jours après il ne se manifestait une inflammation semblable à celle que produit le moxa, et si l'escarre (ordinairement en forme de tuyau de plume) ne tombait à la suite de cette inflammation, il serait impossible de croire qu'un trait aussi rapide et à peine senti, fût capable de produire d'aussi grands effets.

J'aime à penser que si M. Labeaume prend la peine de lire ces pages, il reviendra de ses préventions contre les *aiguilles*, et peut-être qu'il me remerciera de lui en avoir indiqué une si heureuse application.

Je crois devoir terminer ici mon introduction. J'aurais désiré qu'il me fût pos-

sible d'y insérer le résultat des nombreuses recherches que j'ai été à même
de faire sur la médecine galvanique.
Mais je n'ai pas dû oublier qu'il ne m'ap-
partenait pas de me mettre à la place de
M. Labeaume; que je n'ai voulu être que
le traducteur de son ouvrage; que je n'é-
cris qu'une préface, et que peut-être
même je pourrais avoir à me reprocher
de m'être livré à ce travail, si je ne savais que les malades, qui pourront en
prendre lecture me pardonneront en faveur de mon intention, et que les médecins seront assez bons pour me couvrir
du manteau de leur charité.

POST SCRIPTUM (*).

Toute théorie, relative aux sciences physiques, qui n'est point basée sur des faits positifs, ne saurait fournir une explication satisfaisante des phénomènes qui en sont l'objet. Ce n'est qu'à l'aide d'observations souvent et soigneusement répétées, ce n'est qu'après avoir examiné les mêmes faits sous tous les points de vue possibles et s'être livré à un grand nombre de recherches, qu'on pourrait se permettre de hasarder une telle explication.

C'est pour cela que, dans l'état actuel des choses, il y aurait peut-être de la hardiesse à émettre une opinion sur l'existence ou la non-existence du fluide ner-

______

(*) Voyez la note (a) de la page 46, à la suite de laquelle aurait dû être placé ce *Post-scriptum*.

veux, sur la circulation de ce fluide et sur sa ressemblance ou son identité avec un autre fluide connu.

Toutefois, si l'analogie doit être de quelque poids, si elle est un des moyens de conduire à des probabilités, et, par suite, à la vérité, c'est dans l'analogie que je chercherai un point d'appui pour essayer de prouver d'abord l'existence du fluide nerveux et de sa circulation, puis l'identité de ce fluide et de l'agent galvanique.

Il est aujourd'hui démontré que, dans toute la nature, le contact de molécules non similaires développe une force électro-motrice. Tout développement de force électro-motrice produit, à l'instant même, la décomposition de l'électricité générale ou naturelle ; d'où résultent deux fluides distincts que (d'après l'analogie, ou mieux, d'après la similitude qui existe entre le fluide magnétique et l'électricité) je désigne, ainsi que je crois l'avoir déjà dit, l'un par le nom de fluide austral, et l'autre par celui de fluide boréal. Le premier de ces fluides est repoussé vers le pôle boréal, et le second vers le pôle austral.

Deux courans opposés sont ainsi établis, et leur existence est aussi incontestable que l'existence même des fluides. (Ce n'est pas ici le lieu d'en donner les preuves, je dois supposer qu'elles sont connues du lecteur.)

Tout corps vivant est formé de parties hétérogènes, composées chacune de molécules également différentes, etc.

D'après la loi déjà établie, le contact de ces molécules doit produire le développement d'une force électro-motrice. Donc il doit se former autant de décompositions d'électricité naturelle qu'il y a de points en contact. Les fluides austral et boréal qui sont dégagés doivent se comporter dans chacun de ces deux points de la même manière qu'ils se comportent dans tous les corps de la nature (et notamment dans une pile où il nous est si aisé d'en faire l'observation). Chaque point (ainsi que cela a lieu dans les différens points des plaques ou élémens d'une pile), chaque point, dis-je, fournit son contingent, et les divers contingens sont repoussés vers le pôle opposé, et vont y former une tension quelconque.

D'après l'état des connaissances actuelles, il est impossible de nier ces propositions.

Mais s'il est incontestable que, dans un

corps vivant, il se développe sans cesse du fluide austral et du fluide boréal, et que ces deux fluides (dont le mouvement est d'ailleurs un des caractères essentiels) sont et doivent être, sauf de légères modifications, soumis à la loi générale qui régit les fluides de même nature développés dans tous les corps, il paraît également vrai que la décomposition et la recomposition continuelles de ces fluides produisent des phénomènes analogues à ceux qu'elles déterminent ailleurs. Or ces phénomènes sont, outre la circulation en sens inverse des deux fluides, l'action et la réaction chimiques des molécules les unes sur les autres, la décomposition et la recomposition des diverses parties du corps, et, par la même raison, le mouvement, la chaleur, et enfin la combustion spontanée dans le cas d'une trop forte tension et d'une trop grande intensité.

Ces phénomènes ne sont point rigoureusement les mêmes dans tous les corps, par la raison que chaque espèce de corps, tout en étant sous l'empire de la loi générale, est soumise à des lois particulières à sa nature propre, et qui apportent des modifications plus ou moins remarquables dans les résultats qu'elles occasionnent. D'ailleurs l'électricité générale, quand elle est décomposée, se manifeste sous des nuances différentes, selon le corps qui la développe. C'est ainsi que les fluides aimant, galvanique et électrique qui sont au fond, ou qui paraissent être un seul et même fluide, se manifestent sous des modifications diverses.

Cela étant, pourquoi les molécules de chaque corps en particulier n'apporteraient-elles pas aussi des modifications dans les qualités du fluide qu'elles développent, que les corps soient ce que nous appelons vivans, ou qu'ils soient ce que nous appelons inertes ou morts (quoique tout ce qui est dans la nature jouisse d'une vie toujours active et qui ne fait que changer de mode)?

L'existence et la circulation du fluide galvanique dans un corps appelé vivant étant démontrées, il reste à examiner si ce fluide peut être considéré comme étant de la même nature que le fluide nerveux.

Les fonctions des organes qui concourent à la composition et au maintien de l'existence d'un corps vivant, tel que le corps de l'homme, par exemple, ne s'exécutent qu'autant que ces organes sont, par le moyen des nerfs, mis en communication libre avec le cerveau, ou, selon l'organe, avec certains renflemens nerveux.

Le cerveau, comme les autres cen-
tres régulateurs, est un composé de
deux couches superposées de substance
blanche et de substance grise bien dis-
tinctes et qui ont une très-grande surface.
Les replis de ces couches sont tels, qu'ils
constituent ou paraissent constituer une
pile galvanique.

D'après la loi que j'ai rapportée (outre
l'électricité qui se décompose et se recom-
pose sans cesse dans toutes les parties du
corps), il doit se développer principalement dans cet appareil (le cerveau) une
somme immense de fluide modifié d'après
la nature de l'élément électro-moteur. Ce
fluide est transmis à chacune des parties
du corps par le moyen des nerfs, qui sont
reconnus pour être des conducteurs, on ne
peut pas plus parfaits, de ce fluide. Mais
n'est-il pas plus que probable que le mode

de composition du cerveau et de la strati-
fication de ses substances blanche et grise,
et la propriété éminemment conductrice des nerfs, n'existent que pour produire et porter sans interruption, dans
les diverses parties du corps, un fluide
nécessaire à l'entretien de leurs fonctions?
S'il en est ainsi (comme je ne saurais en
douter) attendu qu'il serait difficile et
peut-être même impossible de soutenir
qu'il y a de la différence entre les fonctions essentielles d'un organe et les actes
propres de sa vie, et que la vie de chaque
organe n'a pas une influence, plus ou
moins importante, sur la vie générale de
l'ensemble ou de la réunion des organes
et sur celle de chaque organe en particulier, l'on peut, je crois, avancer, sans
crainte d'être contredit, que l'harmonie
vitale qui règne entre les organes, consti-

tue la vie générale du corps, et que lorsqu'un ou plusieurs de ces organes sont altérés ou détruits, l'harmonie étant rompue, la vie générale, au maintien de laquelle ils concouraient et étaient plus ou moins nécessaires, doit s'altérer ou se détruire. Dans ce cas, le fluide qui ne peut cesser de se développer, est diversement modifié, il reçoit une nouvelle direction : il s'établit des compositions et des décompositions qui n'avaient pas lieu auparavant; et les molécules vont prendre part à d'autres modes de vivre.

Après avoir démontré que l'harmonie vitale, existant entre toutes les parties du corps animal, dépend de la communication que les nerfs établissent entre les organes régulateurs et ceux qui leur sont soumis, il est indispensable de prouver que le fluide par le moyen duquel a lieu cette communication, se comporte absolument comme le fait le fluide galvanique, et que ce dernier fluide peut remplacer, jusqu'à un certain point, le fluide nerveux pour le maintien des fonctions des organes.

Une pareille preuve ne saurait être donnée par le seul raisonnement, elle doit découler d'un fait; elle va être fournie par une expérience directe.

Si, en opérant la section d'un conducteur essentiel du principe vital, d'un nerf qui aboutit à l'estomac, par exemple, j'empêche la circulation du fluide austral vers ce viscère, et celle du fluide boréal vers le cerveau ; si je suspends ainsi l'exercice ou même si je diminue seulement l'activité des fonctions de l'estomac, j'aurai prouvé, je crois, que la vie de l'estomac est principalement entretenue par l'action du cerveau ; que cette action est transmise par un nerf et que ce nerf est le conducteur d'un agent qui n'est et ne peut être que le fluide nerveux ou vital, puisque de l'interruption ou de la non continuation de son courant dépendent soit l'affaiblissement, soit l'interruption ou la non continuation de la vie.

Si, par le moyen d'un conducteur artificiel, je rétablis la communication entre l'estomac et le cerveau, et que de cette nouvelle communication résulte le rétablissement de la puissance vitale de l'estomac, j'aurai de même prouvé que le fluide galvanique se comporte de la même manière que l'agent de la vie; et je serai autorisé à conclure que si les deux agens (le fluide vital et le fluide galvanique) ne sont pas rigoureusement identiques, ils sont au moins de même nature, et que la différence qui peut exister entre eux provient

seulement de légères modifications appor-
tées dans l'acte de la décomposition de
l'électricité, par la nature même du corps
électro-moteur.

Expérience.

Prenez deux lapins de même âge, et à
peu près de même force. Après les avoir
fait jeûner assez de temps pour que leur
estomac puisse être libre de tout aliment,
faites manger à la fois, à chaque lapin,
une même quantité de choux, par
exemple. Immédiatement après que les
lapins auront mangé, coupez les deux
nerfs pneumo-gastriques de chaque animal; renversez l'extrémité stomacale des
nerfs, de manière à interrompre toute
communication essentielle avec le cerveau. Mettez en communication les deux
extrémités d'un des nerfs coupés du

lapin A, l'une avec le bout d'un fil métallique (un fil en platine est ce qui convient le mieux pour cette expérience),
l'autre avec le bout opposé du même fil.

Laissez les extrémités des nerfs coupés
du lapin B dans un état d'isolement.

Après huit ou dix heures, ouvrez l'estomac de chaque animal.

Si l'expérience a été faite avec soin, les
alimens qu'avait pris le lapin A seront
entièrement digérés ou près de l'être;
ceux qu'avait pris le lapin B auront subi
seulement une légère altération (*).

___

(*) Les alimens pris par le lapin B ne peuvent se
trouver dans l'état où ils étaient au moment où ils venaient d'être ingérés. Pour cela, il aurait fallu que l'estomac eût été dans un isolement absolu, ce qui n'est
pas possible, tant à cause du voisinage d'autres parties,
qu'à cause des nombreux filets nerveux qui mettent ce
viscère en communication avec les parties voisines et

Cette expérience, que chacun peut

avec des troncs de nerfs qui, à leur tour, le font communiquer plus ou moins directement avec l'organe régulateur.

D'ailleurs, l'estomac étant lui-même composé de molécules non homogènes, il doit se développer dans ce viscère du fluide nerveux par le fait même du contact des parties non homogènes dont se compose l'estomac même, et vraisemblablement aussi de son contact avec les parties voisines : ce fluide, ainsi développé, doit contribuer (mais pour une bien petite part sans doute) à l'acte de la digestion; et c'est pour cela que, lorsqu'on a isolé les deux bouts des nerfs pneumo-gastriques, on trouve que les alimens ont subi un commencement d'altération.

Si, au lieu de mettre l'estomac en communication avec l'une des extrémités cérébrales des nerfs que l'on a coupés, on remplace le courant cérébral par celui d'une pile métallique qui agisse sur le viscère gastrique, la digestion s'opère à peu près comme dans l'état naturel; mais, ainsi qu'on l'a constamment remarqué, le courant établi par l'intermédiaire d'un fil métallique, entre le cerveau et l'estomac, donne, toutes choses égales d'ailleurs, une plus grande activité à la puissance de ce

vérifier (*), prouve, ce me semble :

---

dernier, et la digestion des alimens est plus parfaite que lorsque, la communication entre ces deux organes essentiels de la vie étant interrompue, l'action du cerveau est remplacée par celle d'une pile galvanique.

(*) M. le docteur Gendrin, dans son Histoire anatomique des Inflammations, prétend que la section des nerfs pneumo-gastriques, occasionne l'inflammation de l'estomac, et que cette inflammation empêche constamment que l'acte de la digestion ne s'accomplisse; aussi m'a-t-il dit qu'il était porté à croire que les expériences dont je viens de parler n'avaient pas été faites avec l'exactitude convenable.

Sans doute l'inflammation empêche la digestion ; mais comme les effets de l'inflammation ne se manifestent pas avec la rapidité de la foudre, immédiatement après la section des nerfs pneumo-gastriques, je ne pense pas que la manière de juger de mon savant confrère puisse, en aucune façon, être appliquée à l'expérience que je viens de rappeler. Au surplus, il n'y a point de raisonnement à opposer à un fait; et le fait est positif.

M. le docteur de Fermon, au mérite duquel je me plais d'ailleurs à rendre hommage, pense de même,

1° Que sans le concours du fil métallique (ou d'un autre conducteur quel

---

que cette expérience n'a pas été faite avec une exactitude rigoureuse ; et en cela il partage, je crois, l'avis
d'un grand physiologiste, M. le docteur Magendie ; qui
avait fait des expériences sur un sujet à peu près semblable (*a*), et dont les résultats ont été différens de
ceux qu'ont donnés les expériences faites par M. Wilson
Philip et d'autres physiologistes, vraisemblablement à
cause de la communication médiate ou immédiate que
l'on aura laissé exister entre les extrémités des nerfs
coupés.

Sans doute, pour qu'il y eût exactitude rigoureuse
dans de telles circonstances, il faudrait qu'on pût détruire toute communication *nerveuse* entre le cerveau, l'estomac et les parties voisines de ce dernier ; il
faudrait que l'on coupât jusqu'aux plus petits filets
nerveux qui se répandent sur et dans le corps de ce viscère ; mais on sait que cela est impossible.

Toutefois, puisque d'après l'expérience (sujet de ces
observations), l'estomac ne digère les alimens que d'une
manière imparfaite, lorsque par la section des nerfs

(*a*) Précis élémentaire de Physiologie, t. 2, page 95.

qu'il fût), les fonctions de la vie n'auraient eu lieu qu'imparfaitement dans

---

pneumo-gastriques il a perdu un de ses principaux
moyens de communication avec le cerveau, et que le
contraire a lieu si l'on rétablit la communication à l'aide
d'un conducteur quel qu'il soit, ou si l'on remplace le
courant cérébro-gastrique par le courant d'une pile métallique, cet état d'affaiblissement ou de maintien de la
puissance digestive (que l'on peut obtenir à volonté),
cet état, dis-je, n'est-il pas une preuve que l'expérience
a été faite avec une exactitude au moins suffisante (*a*) ?

(*a*) Les résultats obtenus dans l'expérience relative à la section
des nerfs pneumo-gastriques et à la substitution d'un courant galvanique artificiel et d'un courant naturel, seraient incontestable-
ment les mêmes si l'expérience était faite sur une autre partie que
l'estomac.

D'après ces résultats et ceux que nous donne chaque jour
l'heureuse application du galvanisme aux affections morbides d'un
organe quelconque, ou de plusieurs organes, ne serais-je pas en
droit d'établir comme vraies les propositions suivantes ?

1° *Il y a maladie lorsque le courant du fluide nerveux ne se fait pas
librement ;*

2° *La gravité de la maladie est en raison soit de la force de l'obs-*

l'estomac du premier lapin, et que dans l'estomac du second elles ont cessé en par-

---

D'ailleurs, si l'on veut prendre la peine de lire sans prévention les mémoires qui ont été publiés à ce sujet; si l'on pèse avec attention et impartialité les circonstances qui ont accompagné les nombreuses expériences faites dans le même but par des hommes jouissant de la plus honorable réputation, et qui tiennent un rang distingué parmi les physiologistes, l'on sera bientôt convaincu que s'il n'y a pas un accord parfait dans les résultats obtenus par les divers expérimentateurs, cela tient à la manière dont chacun d'eux a fait la section des

tacle qui gêne la marche ou la circulation du fluide, soit de l'importance de l'organe sur lequel agit cet obstacle, soit enfin du nombre d'organes dont il gêne ou dont il interrompt les fonctions vitales;

3° *Lorsque l'obstacle n'est pas insurmontable, et qu'il n'y a point de contr'indications, un des moyens les plus puissans de rétablir l'équilibre dans les fonctions vitales, en général ou en particulier, c'est de soumettre, avec les précautions convenables, le corps ou la partie malade à l'action d'une pile galvanique, en ayant recours en même temps (et quand cela est possible) aux agens médicinaux que l'expérience a fait connaître comme étant les plus efficaces dans les circonstances où se trouve le corps ou la partie malade. (Voyez les observations qui suivent ce post-scriptum.)*

tie, faute de moyen direct de communication entre ce viscère et l'organe d'où partent les nerfs pneumo-gastriques.

---

nerfs, et aux circonstances qui ont accompagné ou suivi cette section.

M. de Blainville avait reconnu (*a*) que, par la section des nerfs de la 8e paire, les forces digestives étaient absolument anéanties.

M. Wilson Philip avait constaté (*b*) qu'en coupant les mêmes nerfs on faisait cesser la chylification ; mais que si l'on mettait une des extrémités gastriques des nerfs coupés en communication avec une pile galvanique, les alimens étaient changés en chyme.

M. Brodie, qui croyait d'abord avoir obtenu des résultats contraires à ceux de M. Wilson Philip, reconnut bientôt avec ce dernier que cela provenait, d'une part, de ce que les deux extrémités des nerfs étaient restées dans un état de communication, soit directe, soit indirecte ; mais que lorsqu'on renversait les extrémités stomacales de

(*a*) Essai sur la Respiration. Paris, 1808.

(*b*) Recherches et expériences sur les lois des fonctions vitales, 2e édition, pag. 167 à 217 et suivantes. Londres, 1818.

2° Que ces nerfs n'agissent pas seulement par leur action propre sur l'estomac,

---

ces nerfs, l'acte de la digestion était interrompu; et, d'autre part, qu'un courant galvanique, dirigé sur l'extrémité de la portion du nerf qui se rend à l'estomac, rétablissait la puissance digestive.

Les expériences faites dans le même but par MM. Clarke Abel et Hastings (a) ont donné des résultats analogues.

MM. les docteurs Breschet, H. Milne Edwards et Vavasseur (b), dont personne ne contestera le savoir, l'habileté et l'exactitude, ayant opéré plusieurs fois, en 1823, et sur différens animaux, la section des nerfs pneumo-gastriques, ont été témoins de phénomènes presque constamment semblables à ceux qu'avait annoncés M. Wilson Philip.

Enfin, en 1825, MM. Breschet et Milne Edwards ont renouvelé sur un grand nombre d'animaux d'espèces différentes les expériences que deux ans aupara-

(a) Journal de Médecine et de Phys. Londres, mai 1820, p. 85 ; *idem* des Sciences, des Lettres et des Arts. Londres, avril 1821, p. 45.

(b) Archives générales de médecine. Août 1823.

mais qu'ils agissent comme étant les intermédiaires d'un organe régulateur (le cerveau).

---

vant, ils avaient faites en commun avec M. le docteur Vavasseur (*a*); et après les avoir variées de toutes les manières possibles, ils ont dû être confirmés dans l'opinion qu'avaient fait naître leurs premières expériences.

Toutefois, comme ils avaient remarqué que les corps appliqués aux extrémités stomacales des nerfs coupés, agissaient comme stimulans, qu'ils excitaient des contractions des fibres musculaires de l'estomac, et qu'à la suite de ces agacemens ou stimulations, il se manifestait un commencement de digestion (quoique cet acte fût infiniment moins prononcé que lorsque l'on faisait agir une pile galvanique), ces messieurs ont été portés à croire que le fluide galvanique n'agissait pas comme remplaçant le fluide nerveux, mais qu'il agissait seulement comme excitant la contraction des fibres musculaires de l'estomac; et ils ont conclu de leurs diverses expériences :

« 1° Que la section des nerfs de la huitième paire

(*a*) Archives générales, t. 7, p. 187. 1825.

3° Que cette action *peut* avoir lieu sans le moyen d'ondulations ou d'ébran-

---

retarde considérablement la transformation des alimens en chyme, sans l'arrêter ;

2° Que ce ralentissement dans le travail digestif dépend de la paralysie des fibres musculaires de l'estomac ;

3° Que les vomissemens qui suivent souvent cette section dépendent de la paralysie des fibres musculaires de l'œsophage ;

4° Que le rétablissement de l'activité normale de la digestion, après cette section, à l'aide de l'électricité, ne dépend pas de l'action chimique de cet agent, mais bien de ce qu'il détermine les mouvemens nécessaires pour renouveler la surface du bol alimentaire, et mettre, tour à tour, toutes les parties qui le composent en contact avec les parois de l'estomac ;

5° Qu'à l'aide de l'irritation mécanique du bout inférieur du nerf, on obtient des effets analogues à ceux qui sont produits par l'électricité, *mais un peu moins marqués* ;

6° Enfin, que la fonction principale des nerfs pneumo-gastriques, considérés seulement comme faisant partie de l'appareil digestif, est de présider aux mou-

lemens imprimés aux fibrilles des nerfs,
puisque ces ondulations ou ébranlemens

---

vemens de l'estomac, mouvemens qui accélèrent la
digestion en facilitant le contact du suc gastrique avec
les diverses parties du bol alimentaire. »

D'après la confiance que méritent, à tous égards,
MM. Breschet et Milne Edwards, et d'après mes propres
observations, je suis convaincu que toutes les expériences
décrites par ces messieurs ont été faites avec le soin le
plus scrupuleux ; aussi reconnais-je pour constans les
faits sur lesquels ils appuient leurs conclusions.

Mais, si j'adopte les faits, je suis loin d'en tirer les
conséquences par lesquelles ces Messieurs terminent
leur Mémoire.

Moi aussi j'ai fait des expériences. Moi aussi j'ai obtenu des résultats, à peu de chose près, semblables à
ceux dont ils parlent ; mais la manière dont je les ai
envisagés est différente de celle qui a motivé le jugement de ces physiologistes.

La décomposition ou la digestion des alimens ne provient pas seulement de l'espèce de malaxation à laquelle
l'estomac les soumet. L'influence des nerfs ne se borne

ne peuvent pas être supposés exister dans le conducteur artificiel dont les bouts

pas à exciter la contraction de l'estomac. Elle s'exerce puissamment sur toutes les fonctions, sur toutes les opérations de ce viscère. Elle coopère à la sécrétion et à l'excrétion du suc gastrique, qui sont chacune un acte vital *par lequel ce suc est d'abord formé de toutes pièces, à mesure des besoins, puis exprimé dans l'estomac* pour être, par la contraction ondulatoire des fibres musculaires dont ce viscère est entouré, mis successivement en contact avec toutes les parties du bol alimentaire.

Si les nerfs n'étaient doués que d'une simple force excitante de la contractilité, s'ils n'étaient destinés à agir que sur les fibres musculaires de l'estomac, d'où proviendrait la puissance qui forme le suc gastrique, qui change le bol alimentaire en chyme, qui dispose les parties des alimens essentiellement appropriées à la nature de chaque animal, à passer dans ses vaisseaux lactés, etc. ?

Non : les excitans que l'on a appliqués à l'extrémité des nerfs n'ont pas agi seulement sur les forces qui déterminent la contractilité ; ils ont agi sur toutes les for-

touchent aux extrémités du nerf coupé.

4° Que l'action se manifeste par le moyen d'un fluide circulant ;

---

ces vitales de l'estomac, puisqu'il y a eu un commencement de digestion ; et si le courant galvanique auquel on a soumis l'extrémité des nerfs qui communiquent avec l'estomac, a déterminé constamment, et toutes choses égales d'ailleurs, *une action vitale supérieure* à celle de tout autre excitant (le fluide du cerveau excepté), n'est-il pas probable que cela provient non de l'acte mécanique de la stimulation, mais d'une plus grande somme de *force* stimulante dans le *produit* de la pile que dans le *produit* de tout autre excitant ?

D'après une loi que j'ai déjà plusieurs fois rappelée, le contact seul des nerfs et d'un corps quelconque doit nécessairement développer, à l'instant même, une force électro-motrice. Donc il est permis de croire que, lorsqu'on a mis un stimulant en contact avec l'extrémité de la partie stomacale du nerf, l'action digestive produite dans l'estomac provient du fluide développé par cette dernière force électro-motrice, laquelle étant beaucoup plus faible que celle d'une pile, n'exerce et

5° Que la nécessité de l'existence et de la libre circulation de ce fluide pour éta-

---

ne peut exercer sur l'estomac qu'une influence peu sensible et proportionnée à la tension et à l'intensité du fluide qu'elle dégage, ainsi que cela est démontré d'ailleurs par l'expérience.

Si cela se passe comme je viens de l'exposer (ce dont j'aurais de la peine à douter), le nombre et la variété des expériences que nous devons au zèle infatigable de MM. Breschet et H. Milne Edwards, ne pourront que confirmer les conséquences que l'on doit tirer de la première expérience de M. Wilson Philip, c'est-à-dire que l'estomac ne remplit et ne peut remplir ses fonctions que sous l'influence du fluide nerveux, et que ce fluide n'est qu'une modification du fluide galvanique.

On ne pourrait, je pense, objecter sérieusement que lorsque MM. Breschet et Edwards ont employé des intermédiaires qu'ils appellent non conducteurs, pour faire communiquer les deux bouts des nerfs coupés, ces moyens n'ont pu servir à porter à l'estomac le fluide cérébral.

Nous ne connaissons point de corps qui soit entière-

blir et entretenir les fonctions digestives,
résulte de la nécessité de recourir à un

ment non conducteur, et comme le fluide développé
par le cerveau, quoique provenant de la décomposition du fluide naturel ou général, quoique étant, au
fond, de la même nature que le fluide développé par
une pile métallique, comme, dis-je, le fluide cérébral
est autrement modifié que ce dernier fluide, ne serait-
il pas possible que celui-ci fût arrêté dans sa marche
par un fil de baleine, de soie, de verre, de gomme-
laque, etc., tandis qu'il n'en serait pas ainsi du
fluide galvanique nerveux, lequel, par le fait même
de la modification que lui a imprimée le cerveau, a ou
peut avoir la propriété de franchir les obstacles qui
s'opposent à la circulation du fluide développé par une
pile métallique?

Quoi qu'il en soit, quand on a fait avec le plus grand
soin, ainsi que je l'ai fait moi-même, les expériences
dont il vient d'être question, on a dû se convaincre
que si, toutes choses égales d'ailleurs, l'on soumet à
l'action d'une pile galvanique une des extrémités gastriques des nerfs coupés de la huitième paire, la digestion est moins parfaite que lorsqu'à l'aide d'un fil mé-

conducteur sans lequel la digestion demeure incomplète ;

----

tallique, on met en communication l'estomac avec le
cerveau. Ce qui prouverait encore, s'il en était besoin,
que la décomposition du fluide naturel subit des modifications, selon le corps qui opère la décomposition (a).

(a) C'est ainsi que, s'il peut m'être permis d'employer une comparaison dont les termes sont à une si grande distance l'un de l'autre,
et que j'ose à peine hasarder ; c'est ainsi, dis-je, que le sucre, par
le seul acte de sa pulvérisation, et sans rien perdre de ses élémens
constituans et de sa nature propre, est modifié de manière à donner
à sa solution aqueuse une sapidité beaucoup moins prononcée que
celle que lui auraient communiquée une quantité et une qualité pareilles de sucre non préalablement réduit en poudre. C'est ainsi que
deux ceps de vigne coupés sur le même tronc donnent des fruits de
même nature sans doute, mais qui, élaborés sous l'influence de
climats différens, font naître dans l'organe du goût des impressions
dissemblables.

La différence des effets que produisent, *dans la réflexion, la ré-
fraction, la décomposition*, etc. *de la lumière*, le diamant, par exemple, et le verre, une lame de mica, un cristal de carbonate cal-
caire, un cylindre, un prisme triangulaire de flint-glass, etc., donnera peut-être une idée moins inexacte de la différence des effets que
doit produire *dans la décomposition de l'électricité* l'infinité de corps
destinés à élaborer, à modifier cet agent, chacun à sa manière.

6° Enfin que le conducteur sert à transmettre à l'estomac le principe ou une plus

---

Comme depuis long-temps j'ai acquis la conviction
que, quoique l'électricité générale ou naturelle soit *une*
partout, sa décomposition est soumise à des différences
plus ou moins remarquables selon les circonstances qui
concourent à cette décomposition, et que le fluide
électrique décomposé doit présenter autant de nuances
dans ses qualités qu'il y a de corps décomposans, je
n'avais nullement besoin des expériences indiquées plus
haut, pour penser que la pile métallique, étant formée
d'élémens différens de ceux que constituent les substances grise et blanche de la pile cérébrale, ne peut
point développer un fluide rigoureusement semblable
à celui que développe la force électro-motrice de l'organe
encéphalique ; conséquemment que le fluide qui provient d'élémens métalliques doit produire sur l'estomac
(ainsi que sur toute autre partie du corps) une action
vitale un peu différente de celle qu'occasionne sur ce
viscère la pile nerveuse, et qu'il doit y avoir autant
de nuances dans l'énergie de l'acte digestif, qu'il y en a
dans la nature et le nombre des élémens qui produisent et lui envoient le fluide d'animation.

grande somme du principe qui lui donne la vie.

Mais si le principe de la vie (sauf, encore une fois, les modifications provenant de la composition des élémens qui produisent ce principe) se conduit ici rigoureusement comme le fait, en tout et partout, le fluide galvanique, ne me serait-il pas permis de tirer cette dernière conséquence : que le fluide ou principe animant, nerveux, vital, etc., n'importe sa dénomination, n'est qu'une modification du fluide galvanique; que chaque espèce de corps vivant ayant des différences dans son état de composition, il doit en résulter des modifications dans sa manière d'être, de vivre, d'agir, tirées de ces mêmes différences, et que ces modifications constituent les diverses nuances qui impriment au fluide galvanique développé dans chaque corps, un caractère et une puissance d'action vitale, nécessaires à son mode d'existence? etc., etc.

Nota. Avant de publier mon ouvrage sur le galvanisme, je porterai mes méditations sur le sujet que j'ai à peine effleuré dans ce post-scriptum, pour lequel je réclame d'ailleurs l'indulgence des personnes qui auront pris la peine de le lire. Cette matière est sans doute bien au-dessus de mes forces ; mais si je puis essayer de la traiter avec quelque développement, j'en ferai un des chapitres de mon ouvrage.

OBSERVATIONS PRATIQUES.

I.

Spasme extatique, périodique.

Messieurs le professeur Pinel et le docteur Bricheteau ayant donné, en 1821, dans le *Dictionnaire des Sciences médicales*, tome LII, page 260, article *Spasme*, une notice fidèle sur la maladie nerveuse dont j'étais atteint depuis si long-temps, je crois ne pouvoir me dispenser de rapporter ici cette notice avant de parler du traitement galvanique qui, seul, a pu enfin me rendre à la santé.

« M. Fabré-Palaprat....... (je supprime des
» expressions extrêmement flatteuses, et que
» je ne dois qu'à la bonté de M. le Rédacteur
» de l'article), M. Fabré-Palaprat est âgé de
» quarante-six ans : né sous un climat chaud, il
» a été dès sa jeunesse doué d'une imagination

» exaltée et d'un caractère méditatif, ne parais-
» sant se complaire que dans la solitude, livré
» au travail et à la méditation. Il éprouva par-
» fois des accès de somnambulisme, et il avait
» composé, dans un de ces accès, une pièce de
» vers latins, qu'il se reconnaissait incapable
» de faire dans l'état de veille. A dix-huit ans,
» il fut délivré de cette fâcheuse incommodité
» par un réveil en sursaut, dans le temps
» même qu'il se livrait à une de ses excursions
» nocturnes. (L'un de nous a été également
» somnambule dans sa jeunesse, et une pareille
» aventure l'a délivré de cette maladie.)

» A peu près dans le même temps, M. F. P.
» fut atteint d'une fièvre intermittente quarte,
» qui dura une année entière, et dont il fut
» guéri brusquement par un remède secret,
» qu'il suppose être de l'arséniate de potasse.

» A peine cette fièvre avait-elle cessé, qu'il
» se manifesta une autre maladie périodique :
» c'étaient de vives douleurs dans la poitrine,
» accompagnées d'anxiété, de mouvemens spas-
» modiques, avec une teinte jaune de la peau,
» un dérangement dans les fonctions diges-
» tives, etc. Ces accidens survenaient à des in-
» tervalles éloignés, à la suite du travail et

» de la méditation; ils allaient toujours en
» croissant l'espace de huit ou dix jours, puis
» décroissaient successivement. Dans l'espé-
» rance de se procurer les moyens de combattre
» ces spasmes de la poitrine, M. Fabré-Pala-
» prat consulta à Montpellier, où il étudiait la
» médecine , plusieurs médecins distingués
» (Fouquet, Petiot, Dumas, etc.), qui le cru-
» rent menacé de phthisie pulmonaire, et lui
» prescrivirent des moyens appropriés à cet
» état, etc. Il vint ensuite habiter Paris. L'état
» de sa santé n'offrit rien de remarquable dans
» les premiers temps de son séjour en cette ville,
» si ce n'est des vomissemens de sang, qui étaient
» constamment causés par l'usage du beurre;
» effet singulier, dans la production duquel ce-
» pendant l'influence de l'imagination n'avait
» aucune part, puisque le malade ayant un
» jour consenti à dîner chez un ami, à condition
» qu'il ne mangerait rien au beurre (condition
» qui ne fut point tenue), il vomit une grande
» quantité de sang à l'issue du dîner.

» Vers trente-six ans, la maladie prit un
» autre caractère; les accès s'annonçaient par
» une grande irascibilité, une humeur fâcheuse
» dont les meilleurs amis du malade ont quel-

» quefois éprouvé les effets; puis il survenait
» des vertiges, des spasmes dans tous les mus-
» cles soumis à la volonté, qui l'obligeaient à
» se jeter dans un fauteuil ou sur un canapé;
» souvent il poussait un cri aigu, qui était suivi
» d'une roideur cataleptique de quelques se-
» condes seulement : bientôt après succédait une
» sorte de ravissement extatique avec une sen-
» sation de volupté indicible que l'on peut com-
» parer, suivant lui, aux jouissances de l'amour,
» mais qui est infiniment au-dessus. Les organes
» génitaux ne participaient d'ailleurs en rien à
» cet état d'exaltation, bien que le malade fût
» en général continent et vît rarement des fem-
» mes dans la crainte de se trouver mal, ce qui
» lui est arrivé quelquefois. Pendant la durée
» de l'extase, qui était communément de cinq à
» six minutes, M. Fabré-Palaprat ne perdait
» pas connaissance, continuait de converser;
» mais ses discours avaient quelque chose de so-
» lennel, de romanesque et de poétique. L'ex-
» tase dissipée ou plutôt diminuée, l'accès se
» prolongeait jusqu'au huitième et dixième
» jour, pendant lesquels le malade ne prenait
» aucun aliment ni aucune boisson; il vaquait
» néanmoins à ses affaires, mais dans sa con-

» versation on apercevait facilement que son
» imagination avait une teinte romanesque, et
» que sa manière d'être était puissamment mo-
» difiée par un état d'exaltation et de contente-
» ment qui ne sont pas ordinaires dans la vie
» humaine. La durée du sommeil ne dépassait
» pas deux heures, et le reste de la nuit se pas-
» sait dans une sorte de rêverie contemplative
» dont le vague berçait agréablement le ma-
» lade.

» Les accès de spasme extatique, tels que nous
» venons de les décrire, se sont d'abord mani-
» festés tous les six mois ou environ, puis tous
» les quatre mois, ensuite de trois en trois, et
» de deux en deux mois, enfin, tous les vingt-
» huit jours assez régulièrement; à mesure que
» ces accès se rapprochaient et devenaient en
» en même temps plus courts, l'extase était ac-
» compagnée de jouissances plus ineffables; et
» cet état avait alors tant d'attrait pour le ma-
» lade, qu'il s'y abandonnait involontairement
» malgré la conviction qu'il avait de pouvoir
» lutter avec avantage contre son développe-
» ment. Un affaissement et une prostration très-
» considérable des forces avec des sueurs abon-
» dantes, qui parfois avaient l'odeur du sperme,

» puis, une tristesse profonde et une sorte de
» désespoir annonçaient, pour l'ordinaire, la
» fin de l'accès et un prompt retour à l'état na-
» turel.

» Au mois de mars 1818, d'après les ins-
» tances de sa famille et de ses amis justement
» effrayés de la fréquence toujours croissante
» des retours de cette affection spasmodique,
» M. Fabré-Palaprat essaya de la combattre au
» moyen des pilules narcotiques de Méglin (com-
» posées de valériane, d'oxide de zinc et d'ex-
» trait de jusquiame, un grain de chaque) qu'il
» porta successivement jusqu'à douze; l'effet en
» fut assez marqué, puisque l'accès, dont le
» retour devait être prochain, fut retardé d'en-
» viron deux mois; mais comme si le mal n'eût
» été que comprimé pendant quelque temps, il
» reparut avec plus de violence, et pour ainsi
» dire sous une autre forme; car, à compter de
» cette époque, les accès ne furent que de courte
» durée, et se montrèrent quatre jours de suite,
» les 13, 14, 15 et 16 mai. Le 14, l'extase
» voluptueuse se reproduisit jusqu'à six fois,
» ce qui fit au malade l'effet d'une violente
» courbature; on remarqua, pour la première
» fois, qu'il perdait connaissance pendant quel-

» ques secondes : on continua l'usage des pi-
» lules de Méglin que l'on porta jusqu'à dix-
» huit; à cette dose, la vue se trouva considé-
» rablement affaiblie, ainsi que la sécrétion
» urinaire.

» Le 10 juin, on observa tous les avant-cou-
» reurs d'un accès qui cependant n'eut pas lieu.
» Le 8 août, à la suite d'une attaque légère,
» M. Fabré-Palaprat joignit aux pilules de
» Méglin de la valériane en poudre et du
» quinquina. Ces médicamens furent admi-
» nistrés ensemble pendant quelque temps,
» puis suspendus et repris; il ne se mani-
» festa d'accès qu'en novembre, époque à la-
» quelle on reprit l'usage de la valériane, du
» quinquina et des pilules de Méglin, inter-
» rompu depuis quelques jours, et on continua
» d'administrer ces médicamens le reste de l'an-
» née 1818.

» Au commencement de l'année 1819, le
» malade éprouva un accès de spasme extatique
» à la suite d'une affection morale ; il reprit
» alors l'usage de la valériane associée au quin-
» quina, qu'il porta jusqu'à trois onces, tou-
» jours concurremment avec les pilules de Mé-
» glin, administrées d'une manière croissante

» et décroissante depuis une pilule jusqu'à dix-
» huit, *et vice versâ.*

» Pendant les huit mois qui suivirent, M. Fa-
» bré-Palaprat eut assez fréquemment de très-
» petites attaques, ou bien simplement observa
» chez lui quelques signes avant-coureurs qui
» n'avaient aucune suite. Il continua en général
» de faire usage des mêmes médicamens. L'ob-
» jet du délire extatique, quand il survenait,
» était toujours le même, c'est-à-dire un sen-
» timent indicible de bonheur et de ravissement
» auquel le malade s'abandonnait avec délice
» aux approches de l'accès, bien qu'il fût per-
» suadé que sa santé dût en recevoir une fâ-
» cheuse influence; disposition que l'on peut
» comparer à celle de ces individus faibles et ir-
» ritables, très-enclins aux plaisirs de l'amour,
» qui savent bien que la jouissance les use et
» les consume, mais ne la recherchent pas moins
» et s'y abandonnent avec une sorte d'instinct
» destructeur.

» A la fin de l'année 1819, la maladie ne se
» montra plus que faiblement et sous un as-
» pect différent; l'état spasmodique, au lieu
» d'être suivi d'extase voluptueuse, n'offrait
» plus qu'un état plus ou moins prolongé

» d'anxiété et d'irascibilité, avec de violentes
» palpitations, de l'oppression, et quelquefois
» une abondante hémorrhagie du nez. La ma-
» ladie, que l'on ne cessa point de combattre
» par intervalles avec les moyens indiqués plus
» haut, continua à se manifester sous cette for-
» me nouvelle jusqu'au mois d'avril 1820 : la
» durée totale de chaque accès était alors de
» douze heures au plus ; et l'on ne pouvait mé-
» connaître combien le temps, d'un côté, et de
» l'autre une médication active et savamment
» combinée, avaient changé la nature du mal
» et affaibli ses effets.

» A la fin d'avril, l'affection se produisit
» sous la forme primitive avec extase et jouis-
» sance intuitive. Le 8 mai, pendant la nuit,
» M. Fabré-Palaprat éprouva un fort accès avec
» convulsion, roideur tétanique, perte de con-
» naissance. Cet état dura quarante minutes et
» fut suivi d'extase voluptueuse, de courbature
» et d'accablement. Quelques autres accès qui
» survinrent ensuite, quoique beaucoup moins
» forts, firent craindre au malade que l'affection
» spasmodique ne reparût avec son intensité
» première, et l'engagèrent à revenir à l'usage
» des médicamens ci-dessus mentionnés et qu'il

» avait abandonnés. La valériane et le quinqui.
» na, associés ensemble, furent administrés de
» nouveau, et graduellement, depuis trois gros
» jusqu'à la dose de trois onces chaque, et les
» pilules de Méglin portées concurremment jus-
» qu'au nombre de dix-neuf, d'où l'on revint
» en décroissant jusqu'à la dose la plus faible.

» Depuis cette époque, M. Fabré-Palaprat
» n'a, de temps à autre, que de l'oppression, de
» l'anxiété, et quelques autres accidens qui
» composent ce qu'il appelle *des soupçons d'at-*
» *taque*; il se porte en général beaucoup mieux
» que par le passé, et supporte bien les fatigues
» qu'exigent les soins de sa profession. »

Cette sorte de *mieux-être* que j'éprouvais à
l'époque où MM. Pinel et Bricheteau écrivaient
la notice ci-dessus, n'avait de prix à mes yeux
qu'autant que je comparais cet état à celui qui,
peu de temps auparavant, me jetait, vers la
fin de chaque accès, dans l'abattement du désespoir, malgré le bonheur extatique que je lui
devais.

Les *soupçons d'attaque* disparurent bientôt
pour faire place à des attaques réelles, plus ou
moins violentes; et l'année 1821 n'était pas encore écoulée que les accès avaient repris cette

périodicité et ce caractère que, pendant plusieurs années, j'avais inutilement combattus
par tous les moyens imaginables.

Les divers traitemens auxquels je m'étais déjà soumis sans succès, et le retour de la maladie avec ses plus épouvantables symptômes, ne
me permettaient plus de me faire illusion. Je
ne savais si je devais recourir à de nouveaux
moyens.

Cependant je sentais qu'il existait encore en
moi une force capable, sinon de vaincre, du
moins de modifier une aussi active tendance à
la destruction, et j'essayai derechef tous les
modes de traitement, pour amener, s'il était
possible, une heureuse perturbation.

Mes tentatives n'eurent que des succès insigni-
fians jusqu'au moment où, fatigué à l'excès des
doses énormes de substances médicamenteuses,
plus ou moins énergiques, et surtout de quinquina, que j'avais mises en usage, je pus trouver enfin dans la quinine le moyen de suppléer, par de petites quantités, celles qu'il
m'était désormais impossible d'ingérer dans l'estomac.

Après que j'eus porté graduellement la dose
de sulfate de quinine à quarante grains par

jour (*), le mal parut céder à ce nouvel agent.
Les atteintes en furent d'abord moins vives. Les
deux mois suivans, elles furent à peine sensibles. Je n'éprouvais que des spasmes de peu de
durée, sans évanouissemens; mais ces spasmes
étaient toujours accompagnés de cet état indicible de volupté, décrit dans la notice de
MM. Pinel et Bricheteau.

Aux deux périodes mensuelles qui suivirent,
j'eus le bonheur de ne ressentir que les prodrômes du mal, tels que manque d'appétit et
de soif, insomnie, teinte jaunâtre de la peau,
sentiment plus ou moins grand de fatigue, difficulté de respirer, émission d'une urine épaisse
et sentant le chlore ou le sperme, resserrement
du ventre, hémorrhagie nasale.

***

(*) Pendant quatre mois j'ai pris régulièrement, chaque jour, de dix à quarante grains de sulfate de quinine, mêlé avec de l'huile essentielle de grande valériane.

L'estomac n'a jamais souffert de la présence de
cette quantité de quinine valérianée, que mon ami,
M. L. Delondre, un de nos pharmaciens les plus recom-
mandables, avait la bonté de préparer avec un soin dont
je serai toujours reconnaissant.

Après six ou huit jours (*) de durée, cet état diminuait peu à peu, et le vingtième jour ou environ, il se présentait de nouveau avec les mêmes caractères; mais le quatre-vingt-dixième jour, j'étais frappé, vers dix heures du soir, d'un besoin irrésistible de dormir; et peu après l'état spasmodique se manifestait par une contraction, plus ou moins violente, de tous les muscles du mouvement volontaire, et une apparence de tétanisme de tout le corps; par une oppression horrible; par la presqu'impossibilité de respirer. A cet état succédait, au bout de quelques secondes, une légère détente; dès-lors je croyais être dans un lieu enchanteur (**) où toutes les voluptés réunies semblaient, à l'envi, offrir à mon âme délirante un bonheur sans

____

(*) Je restais pendant six ou huit jours sans manger et sans boire; mes forces ne s'affaiblissaient point, malgré l'abstinence de toute espèce d'alimens. Je n'éprouvais de la faiblesse que les trois ou quatre jours suivans, après une sorte de relâchement qui s'opérait dans tous mes organes.

(**) Dans chacun des accès dont j'ai été frappé, il m'a toujours semblé que je me trouvais dans le même lieu, avec les mêmes personnes et dans des situations absolument semblables.

mesure, et me faire oublier, dans un ravissement ineffable, les maux si cruels qui, depuis plus de vingt ans, faisaient le tourment de ma vie. L'éclair est peut-être moins rapide que l'instant d'un pareil délire. Toutefois, l'impression vive et profonde que j'en avais reçue, et le souvenir qui m'en restait, bien loin de prolonger, en quelque sorte, mon extase, ne faisaient qu'accroître et rendre plus horrible la situation dans laquelle je me trouvais quelques instans après. Heureusement, le sommeil venait bientôt mettre fin à mon désespoir : mais la journée du lendemain se passait toujours dans une inquiétude morale des plus pénibles, et dans une très-grande prostration des forces.

Le soir, à la même heure, le mal reparaissait comme la veille. L'accès du troisième jour terminait la crise, qui ne se manifestait de nouveau que le quatre-vingt-dixième jour ensuite, et toujours avec les mêmes symptômes.

Le jour qui suivait le troisième accès, je croyais reconnaître toutes les personnes que je rencontrais. J'abordais ces personnes, je les saluais, etc., comme si elles avaient été de ma connaissance intime; mais éclairé par l'expérience, et craignant de me tromper, je finissais par fuir tout le monde, même ceux que je connaissais le plus particulièrement; à cet état près, qui durait ordinairement 24 heures, mais qui diminuait d'une manière sensible, presque d'heure en heure, mes facultés morales conservaient toute leur force, peut-être même acquéraient-elles une plus grande énergie.

Quelque fâcheuse que me parût et que fût réellement cette périodicité, cependant, en me réveillant le troisième jour, j'éprouvais une sorte de bonheur, lorsque je pensais que je serais libre de mon mal durant trois mois; je puisais dans cette idée une consolation dont je ne me serais pas cru capable, à l'époque où les accès se renouvelaient si fréquemment, et portaient dans tout mon être un trouble qu'il me serait impossible de décrire.

Je suspendis et je repris plusieurs fois l'usage de la quinine. J'essayai d'autres moyens que je croyais être indiqués ou qu'avaient la bonté de me conseiller mes confrères : mais le mal avait un tel caractère de fixité, que rien ne semblait désormais pouvoir même le modifier.

Quoique déjà j'eusse mis inutilement en usage tous les modes d'électricité, soit physique, soit chimique, connus jusqu'alors, l'espérance qui, depuis l'éloignement de l'époque périodique des accès, avait su renaître dans mon âme, me permit de renouveler mes essais. Je me soumis derechef à un traitement électrique par bains, par frictions, par commotions. Je n'en obtins aucun résultat. Je repris des bains galvaniques, à l'aide desquels j'avais déjà eu tant d'occasions de faire du bien à d'autres personnes malades. Je me posai des ventouses et des moxas sur tout le trajet de la colonne vertébrale, etc., etc., etc... Les accès revenaient régulièrement au quatre-vingt-dixième jour, et à la même heure.

Je m'étais résigné à mon sort, je bénissais même la Providence d'en avoir modéré la rigueur, lorsque après avoir éprouvé, les 18 et 19 décembre 1824, mes attaques ordinaires, j'en eus le lendemain une troisième beaucoup plus forte, et qui laissa plusieurs jours dans mon âme un chagrin que les complaisances les plus aimables, les plus douces prévenances et les soins les plus affectueux de ma femme et de mes amis ne pouvaient surmonter.

Ce fut alors que je conçus l'idée de porter, par le moyen de l'acupuncture, l'action galvanique le plus directement possible vers le cervelet que je considérais comme le siége principa de ma maladie. J'allais tenter ce nouveau moyen, lorsque j'eus occasion de lire le Mémoire de M. Sarlandière sur l'électro-puncture. Jamais je ne pourrais décrire le sentiment de satisfaction qui se répandit dans toute mon existence, en voyant dans ce Mémoire l'expression de ma pensée. Une telle similitude d'opinions me permit enfin de croire que je pourrais guérir. Je le crus fortement; et sans plus attendre (quoique je n'eusse pas encore l'avantage de connaître M. Sarlandière), je fus le prier de m'aider dans l'exécution de mon projet. Il me reçut comme on reçoit un ami : et le jour même, 25 janvier 1825, une aiguille fut placée des deux côtés du crâne, dans la région du cervelet. L'une et l'autre aiguilles traversaient le périoste et s'appuyaient sur l'os même. Je fus galvanisé par commotions; et à chaque coup que je recevais, il me semblait que le mal était ébranlé jusque dans sa racine. Aussi, avec quel sentiment de bonheur vis-je arriver ce lendemain où je pus m'armer de nouveau contre un ennemi dont je me croyais déjà vainqueur!

Le 26, je recommençai l'opération, à laquelle je me soumis chaque deux jours, jusqu'à l'époque où la maladie avait coutume de reparaî-

tre, en ayant soin de changer de temps à autre
la direction (*) du courant des pôles, dont l'un
communiquait constamment avec la région oc-
cipito-cervicale, et l'autre tantôt avec l'estomac, tantôt avec d'autres parties du corps.

Vers l'époque de l'invasion de l'accès, j'é-
prouvai, mais d'une manière moins sensible,
les symptômes précurseurs de son arrivée. Je ne
perdis entièrement ni le besoin de manger ni
celui de boire; et le 21 avril, je ressentis seulement à l'heure ordinaire un spasme léger, ayant
les mêmes caractères que le spasme des accès
précédens. Le lendemain et le surlendemain
soir je n'éprouvai qu'une disposition à dormir.

Je continuai une quinzaine de jours l'application du galvanisme; et j'attendis, pour re-
commencer, jusqu'au 20 juin, où je pris des
bains galvaniques simples et avec des commo-

(*) Ce n'est pas ici le lieu d'expliquer pourquoi (nonobstant toutes les raisons théoriques que l'on pourrait
opposer) il est quelquefois nécessaire de changer la direction des courans galvaniques, surtout dans le traitement des maladies nerveuses. Je reviendrai sur ce sujet
dans mon ouvrage sur l'électricité appliquée à la médecine.

tions. Je m'aperçus à peine de l'existence des prodrômes de l'accès; mais le jour fatal (20 juillet) l'accès reparut : il fut plus fort que les dernières fois. Les deux jours suivans je n'éprouvai aucun mal.

Je suspendis l'usage du galvanisme. Je le repris le soixante-cinquième jour; toutefois je crus devoir appliquer un moxa à la nuque, et pour cela je portai au rouge-blanc une aiguille de platine que j'avais introduite dans cette partie. La douleur fut extrêmement rapide; je la sentis à peine. L'inflammation qui se manifesta au bout de dix jours, et l'escarre qui tomba quelque temps après, purent seules me convaincre qu'il y avait eu scarification. Après l'application du moxa, je continuai tous les jours l'emploi du galvanisme par commotions. Le 17 octobre, je n'avais même pas éprouvé les signes avant-coureurs du mal; et j'osais croire que j'étais guéri, lorsque, le quinzième jour, vers midi, pendant que j'étais à mon bureau, il se manifesta une apparence d'accès dont l'effet peut être comparé à celui que produit un violent besoin d'éternuer. Je me galvanisai durant un mois : ma confiance dans ce moyen était si grande, je considérais tellement les commotions comme une ancre de salut, que je les portais quelquefois à l'excès. Mon ami M. Sarlandière, que j'éloignais de la pile dans la crainte qu'il me traitât trop doucement, ne concevait pas qu'on pût non-seulement se soumettre à de pareils ébranlemens, mais encore qu'on eût la force de se les donner soi-même.

Quoi qu'il en soit, le troisième mois après le dernier accès, je n'éprouvai aucune apparence de mal. Je ressentis seulement un malaise, et j'eus un écoulement de sang par le nez. Depuis cette époque, *les accès n'ont plus reparu ;* j'ai constamment joui d'une santé autant bonne que je pouvais l'espérer après un état de souffrance aussi cruel, aussi long, et qui avait porté une trop funeste atteinte à toutes les puissances de ma vie. Cependant, quelque élevé que soit le degré de santé auquel j'ai pu parvenir après tant d'épouvantables secousses, le souvenir ineffaçable de mon mal me tient toujours en garde contre une invasion sinon probable, du moins possible. De loin à loin je me donne des commotions galvaniques, et je me hâte de recourir à ce moyen précieux de conservation, lorsque le moindre signe de malaise se manifeste, et surtout lorsque l'état des intestins peut me faire craindre que leurs fonctions ne perdent de leur régularité, et que l'irritation du cerveau n'en devienne une conséquence presque inévitable , ainsi que je l'ai constamment remarqué (*).

(*) Il est rare que le galvanisme ne fasse disparaître promptement l'état de constriction des intestins, que des évacuations alvines n'aient lieu, et que la pesanteur de tête ne se dissipe.

II.

Gastro - hépatite, avec tumeur inflammatoire à l'estomac et fièvre quarte.

M. Manby fils, âgé de 24 ans, d'une constitution lymphatico-sanguine, habitait l'établissement des forges du Creusot, lorsqu'à la fin de septembre 1826, il fut atteint d'un accès de fièvre qui se renouvela huit jours de suite.

Après qu'il eut fait usage d'un vomitif, d'un purgatif et du sulfate de quinine, la fièvre disparut. Trois semaines environ s'étaient à peine écoulées, que la fièvre se manifesta de nouveau avec le caractère ternaire. Le père de M. Manby crut devoir lui faire quitter un pays où régnaient alors des fièvres intermittentes, et il l'envoya à Paris. Par le seul fait de ce déplacement, la fièvre sembla dissipée pendant un mois; mais elle reparut peu de jours après, avec le caractère quartenaire. Deux médecins anglais, amis de la famille Manby, appelés pour donner des soins au malade, lui firent prendre, à plusieurs reprises, des pillules bleues, de la quinine et du quinquina en poudre (je ne sais à quelle dose). Dès les premiers temps, la fièvre avait cédé à l'action de cette médication ; mais elle se manifesta de nouveau ; et quels qu'aient été les moyens employés ensuite pour combattre les accès de la fièvre quarte, ces accès eurent lieu sans interruption pendant quatre mois. On crut alors devoir administrer l'arséniate de potasse alternativement avec le sulfate de quiniue. Loin de donner un heureux résultat, l'emploi de ces deux moyens réunis ne fit qu'aggraver le mal. La fièvre continua sous le même type. Le foie s'engorgea , la peau devint jaune, le malade éprouva de la difficulté à respirer et un très − grand resserrement du ventre.

Peu de temps après, l'estomac devint douloureux, et l'ingestion des alimens fut de plus en plus pénible. Il se manifesta au-dessous de l'apophyse xyphoïde, une tumeur dont le siége paraissait être à l'estomac même; et la sensibilité de ce viscère semblait croître en raison du développement de la tumeur. Bientôt l'estomac rejeta toute espèce d'alimens. (La fièvre quarte continuait toujours, et chaque accès durait de seize à dix-huit heures.)

Tel était l'état dans lequel se trouvait

M. Manby, lorsque, le 30 juillet 1827, il me fut adressé par M. Wilson, ingénieur, chargé de présider à la construction des machines et à la direction des travaux des usines du Creuzot et de Charenton, et associé de M. Manby père.

Je témoignai le désir d'appeler en consultation les médecins qui avaient déjà donné des soins à M. Manby. Sur le refus formel du malade, je fis poser des sangsues à la région de l'estomac; je soumis M. Manby à une diète sévère, et ne permis pour toute boisson qu'une légère décoction de chiendent et de carottes, dans laquelle on faisait dissoudre par pinte un demi-gros de nitrate de potasse. Le malade prenait matin et soir un lavement émollient. Huit jours après, la tumeur conservait le même degré de développement, mais elle était beaucoup moins sensible, et M. Manby pouvait prendre quelques farineux. Je fis appliquer sur cette tumeur un emplâtre térébenthinacé, saupoudré de tartrate antimonié de potasse. Trois jours après il se manifesta quelques boutons qui furent accompagnés d'un état érythématique des parties environnantes. Nouvelle application de sangsues; cataplasme de farine de graine de lin. Le lendemain, et pour la troisième fois, application de sangsues. Respiration toujours également difficile ; peau et cornée opaque jaunâtres ; langue blanche avec les bords rouges ; soif ; pouls petit, accéléré ; urines abondantes avec sédiment jaunâtre; prostration des forces.

Bientôt une amélioration générale me donna l'espoir de voir diminuer peu à peu les symptômes graves qui accompagnaient la fièvre quarte, dont les accès avaient jusque-là pour ainsi dire acquis chaque jour une nouvelle intensité. Mais après deux semaines d'attente, l'état inflammatoire seul de la tumeur était amendé.

Le 30 août, justement alarmé de la persistance d'une maladie dont les suites pouvaient devenir funestes ; n'osant me permettre, à cause de l'irritation de l'estomac, d'administrer le quinquina par cette voie ; n'osant pas non plus introduire dans la circulation, par le moyen d'un vésicatoire, etc., une substance qui, tout en combattant la périodicité de la fièvre, pouvait déterminer de nouveaux accidens inflammatoires plus ou moins graves ; et convaincu, d'après l'expérience, que des courans galvaniques, dirigés dans divers sens, auraient la puissance d'arrêter cette tendance à la destruction, en contribuant à changer le mode de vitalité du foie, de l'estomac et des autres parties malades ; je me décidai à mettre en usage sur-le-champ cette méthode de traitement.

A midi, cinq heures avant l'invasion de l'accès, j'appliquai un conducteur sur la tumeur gastrique, et un autre entre la deuxième et la troisième fausse côte droite, près de la colonne vertébrale. Je mis les deux conducteurs en communication avec une pile d'une tension faible et dont les plaques offraient une très-petite surface. Un simple courant fut établi.

Accélération du pouls ; sentiment de bienêtre. L'accès, au lieu de venir à cinq heures, ne paraît qu'à sept ; il est sensiblement et plus faible et plus court.

Le 31 août et le 1ᵉʳ septembre, point de changement notable.

Le 2 septembre, tumeur diminuée ; sensibilité moindre. Introduction, à deux heures, d'une aiguille de platine au-dessous de l'apophyse xyphoïde, sur la ligne médiane, et d'une deuxième aiguille vers l'apophyse de la deuxième vertèbre cervicale.

Pile de 20 élémens ; surface peu considérable ; acide hydrochlorique très-étendu d'eau. Le premier quart d'heure, simple courant; sensation de chaleur agréable. Le deuxième quart d'heure, commotions légères, non désagréables; pouls sensiblement augmenté. Accès à huit heures; frisson de peu de durée; chaleur assez forte; sueur très-abondante. Terminaison de l'accès à huit heures du matin. Tumeur à peu près dans le même état, mais peu sensible. Difficulté de respirer beaucoup moindre; volume du foie diminué; langue muqueuse, jaune à sa base; teint éclairci; blanc des yeux jaunâtre; urines jumenteuses, abondantes.

Le 5 septembre, même état. Urines moins abondantes; développement de l'appétit; légumes pour toute nourriture; digestion moins difficile. A quatre heures, une aiguille à la région de l'estomac, une autre à la nuque. Grande pile; même acide que la dernière fois. Dans le premier quart d'heure, simple courant de dix degrés de tension (au maximum) parcourus graduellement. Sentiment de chaleur agréable. Le pouls, auparavant de 70 pulsations par minute, est arrivé à 80. Dans le deuxième quart d'heure, vingt-cinq degrés de tension parcourus graduellement; changemens de pôle quatre fois; légères commotions; sentiment de picottemens,

accompagnés de chaleur à la nuque et à l'estomac ; contraction assez marquée des muscles
droits du bas-ventre. Le pouls bat quatre-vingt-
dix fois. Invasion de l'accès à dix heures ; frisson très-faible et très-court ; chaleur modérée ;
terminaison de l'accès à trois heures du matin,
par une sueur extrêmement abondante.

Le 8 septembre, affaissement de l'hypocondre
droit qui est très-peu sensible ; tumeur considérablement diminuée ; digestion des alimens
facile ; langue très-peu chargée ; blanc des
yeux nacré ; couleur presque naturelle de la
peau ; respiration entièrement libre ; urines jumenteuses. Même mode de galvanisation que la
dernière fois ; effets à peu près semblables.

Les accès des 11 et 14 à peine sensibles. Etat
général naturel ; tumeur réduite, depuis plusieurs jours, à la grosseur d'une noix ; mais elle
est dure et persistante.

Le 17, même état.

Le 20, *idem*. Indication de l'application
d'un moxa sur la tumeur même. Introduction
dans cette tumeur d'une aiguille de platine
longue d'un demi-pouce ; seconde aiguille à la
nuque ; grande pile ; acide sulfurique étendu
de trois quarts d'eau et mélangé d'un quaran-

tième d'éther sulfurique ; tension complète ; sentiment d'ustion très-vif à la tumeur ; immédiatement après, tension réduite à vingt degrés. Commotions assez fortes durant le premier quart d'heure. Courant simple pendant le deuxième quart d'heure. Commotions fortes au troisième quart d'heure. Alternativement bain simple et commotions plus ou moins fortes pendant les quinze dernières minutes. Pouls porté à cent dix pulsations. Le soir, très-léger frisson, dissipé quelques instans après par un feu clair préparé à l'avance. Bien-être général.

Le 23, douleur et rougeur dans le point cautérisé : cataplasme émollient. Elévation légère de toute la région de la tumeur. D'ailleurs, continuation du bien-être. Le soir, frisson aussi léger que la dernière fois et dissipé de la même manière.

Le 26, point de frisson.

Le 28, développement d'un abcès dans le lieu cautérisé.

Le 6 octobre, ouverture de l'abcès ; suppuration abondante.

Le 15 octobre, extraction d'une escarre de quatre ou cinq lignes de longueur environ, et d'une ligne de diamètre.

Le 25, disparition de la tumeur; diminution progressive et très-remarquable de la plaie.

Le 6 novembre, cicatrice complète et guérison radicale.

N. B. Depuis lors jusqu'aujourd'hui, 16 février 1828, M. Manby n'a cessé de jouir d'une santé parfaite (*).

(*) Le caractère intermittent des maladies est ou paraît être un symptôme du trouble qui existe dans les fonctions du système nerveux, quelle que soit, d'ailleurs, la cause de ce trouble.

Il est des circonstances où l'on ne peut, sans de graves inconvéniens, recourir à l'administration des remèdes propres à combattre cet état, au quinquina, par exemple. La plupart de ces circonstances excluent aussi l'emploi du galvanisme. Telles sont, entre autres, les inflammations aiguës; mais quand l'inflammation est dissipée ou qu'elle est considérablement diminuée; quand, par une émission suffisante de sang, par des boissons appropriées, etc., l'on a pu opérer une détente, alors de très-légers courans galvaniques contribuent activement au rétablissement de l'équilibre des mouvemens vitaux ou nerveux, et à la récupération des forces.

Dans les maladies où l'administration du quinquina se trouve indiquée, lorsque les courans galvaniques et les commotions, dirigés convenablement, sont insuffisans pour rétablir le ton du système nerveux, la charge de la pile, faite à l'aide d'une solution d'un sel de quinine, produit presque toujours les plus salutaires effets. Le sel se décompose, l'acide se porte à un pôle et la base à l'autre ; et cette dernière, pénétrant par le moyen de l'aiguille ou conducteur dans l'intérieur du corps, seconde plus ou moins l'action du galvanisme, et concourt ainsi à amener une guérison que l'on n'aurait peut-être pas obtenue, même avec des doses très-fortes de quinine.

J'ai déjà fait une heureuse application de la décomposition des sels par la pile à plusieurs maladies, et notamment d'un sel d'iode dans un cas de sarcocèle. (*Voyez* Obs. VIII.)

Des médecins, d'ailleurs dignes d'une grande confiance, m'ont communiqué plusieurs observations sur l'augmentation de l'action médicale de l'appareil galvanique, par l'emploi simultané de bains ou de lotions nitro-hydrochloriques, dans les maladies chroniques du foie. Si ces observations avaient une physionomie plus caractérisée, ce serait peut-être le lieu de les rappeler ici. Mais, ni dans l'exposé de ces observations, ni dans l'ouvrage de M. Labeaume, je n'ai rien trouvé qui me donnât la preuve expérimentale que l'acide appliqué sur la peau, ou absorbé, avait été reconnu comme étant un auxiliaire positif du galvanisme (quoique la théorie indique que cela doit être ainsi).

Moi-même, depuis que je mets en usage le galvanisme, je n'ai jamais trouvé l'occasion de recourir à l'acide (en frictions ou en lotions) pour aider l'action de la pile. Toutefois le galvanisme m'a donné des résultats remarquables dans deux circonstances où il avait été précédé de l'administration, sans aucun succès, de bains nitro-hydrochloriques. Peut-être que, dans ces deux cas, les résultats étaient dus à l'emploi préliminaire de l'acide; peut-être aussi que les effets produits par le galvanisme eussent été non moins remarquables, quand même je n'eusse pas administré les bains auparavant.

Le docteur Scott établit que l'action de l'acide (en bains ou en lotions) est entièrement galvanique.

Je n'entrerai point ici dans l'examen de la théorie de ce médecin, qui me paraît ne pouvoir être contestée, mais qui est également applicable à tous les corps de la nature. Je rappellerai seulement que ce que le docteur Scott a annoncé sur les propriétés médicales de l'acide hydrochlorique, dans le traitement des maladies chroniques du foie, a été confirmé par l'expérience de plusieurs médecins, ainsi que par la mienne; et je rapporterai trois observations à ce sujet :

1.º M.lle de la Salle (aujourd'hui épouse de M. Foy, professeur au collége Bourbon) était malade depuis dix à douze ans des suites d'une hépatite. Elle avait le teint bilieux; elle mangeait à peine; l'acte de la digestion était plus ou moins pénible, et accompagné de crampes d'estomac extrêmement douloureuses. Elle avait une oppression presque continuelle, etc. Les divers traitemens auxquels je l'avais soumise n'avaient produit que de faibles amendemens. Enfin, je crus devoir conseiller (en 1823) l'usage des lotions nitro-muriatiques; et après un mois environ de l'emploi de ce moyen, Mlle de la Salle jouissait déjà d'un état de santé des plus satisfaisans.

2° L'épouse de M. Deligny, chef de bureau à l'administration générale des postes, était atteinte d'une anasarque des plus intenses, par suite d'une hépatite aiguë devenue chronique. Tous les moyens que plusieurs médecins et moi avions prescrits avaient échoué contre cette maladie, dont il n'était guère plus permis d'attendre l'heureuse terminaison, lorsque des bains de jambes et des lotions nitro-muriatiques, que je crus devoir prescrire, dissipèrent en peu de temps l'anasarque et le gonflement du foie. La peau reprit sa couleur naturelle. Les forces digestives se rétablirent, etc. Madame Deligny se porte assez bien depuis huit ans qu'elle a fait usage de ce moyen.

3° La lettre suivante que j'ai reçue d'un de mes amis, M. le docteur Valleray, médecin de la Faculté de Paris, professeur au collége Henri IV, fait connaître les heureux effets que ce médecin a obtenus sur lui-même, de l'emploi de bains nitro-hydrochloriques.

Au docteur Fabré-Palaprat.

« Mon cher confrère,

» Vous me demandez des détails sur ma maladie; je vous les donne avec d'autant plus de plaisir que je dois ma guérison à l'emploi du remède que vous m'avez conseillé.

» Je jouissais depuis un grand nombre d'années d'une santé excellente , lorsqu'au mois d'avril 1826 elle se dérangea subitement, à la suite d'un coup que j'avais reçu dans la région épigastrique. Les digestions devinrent pénibles, et j'étais surtout incommodé par une quantité prodigieuse de vents qui, en montant le long de l'œsophage, me causaient des vertiges inquié-tans. Un régime rafraîchissant, les bains de pieds, les sangsues à l'anus et les pastilles de bi-carbonate de soude diminuèrent la violence des symptômes. Vers la fin de l'hiver, me croyant guéri, je revins à mon genre de vie ordinaire. Je pris chaque jour du café, et je bus, comme par le passé, un peu de vin pur à mes repas. Par suite de ce régime je retombai malade au mois de mai 1827, et je ne tardai pas à reconnaître dans la région du foie une tumeur peu douloureuse, mais qui grossit en peu de temps. J'eus recours au traitement qui m'avait déjà réussi, et j'y ajoutai des pilules fondantes; mais ce fut sans succès. A la fin de juin, ma peau avait pris une légère teinte jaunâtre, et, dès les premiers jours de juillet, l'ictère était fortement prononcé. Le régime végétal, les bains tièdes, la limonade et les boissons délayantes en grande quantité furent conjointement employés. Je ne remarquais aucune diminution dans mon mal, lorsqu'au mois de juillet j'eus l'honneur de vous aller voir. Vous me conseillâtes l'acide hydro-chloronitrique en bains de pieds. Je les pris soir et ma-tin, depuis un jusqu'à six degrés au pèse-acide. Dès le quatrième bain, je remarquai de l'amélioration dans mon état; et dans les derniers jours du mois d'août, je

me trouvai à peu près débarrassé de ma maladie. Aujour-
d'hui, ma peau a sa couleur ordinaire ; mon embonpoint est revenu, et la tumeur qui m'inquiétait a totalement disparu.

»Je vous autorise, monsieur et ami, à faire de cette lettre l'usage qu'il vous plaira, et je vous prie de recevoir,
avec l'expression de ma reconnaissance, l'assurance de
tous mes sentimens de considération et d'attachement.

» VALLERAY, D. M. P. »

Paris, 10 janvier 1828.

III.

Cécité survenue à la suite d'un traitement mercuriel.

Madame ***, âgée de trente ans, d'une constitution bilieuse, et se trouvant dans un état de maigreur remarquable, était affectée depuis six semaines d'une sorte de goutte sereine. Un mois avant l'invasion de cette maladie, Madame *** avait subi un traitement antisyphilitique pour un chancre situé à l'amygdale droite. L'ulcère avait disparu, mais une douleur continuelle se faisait ressentir dans le lieu qu'avait occupé cet ulcère. On crut, je ne sais pour quel motif, devoir prescrire des frictions mercurielles.

Après la cinquième friction, la bouche devint enflammée au point que la malade eut pendant plusieurs jours la plus grande peine à prendre même des alimens liquides. Une douleur atroce se déclara dans l'oreille gauche; la tête et la figure se gonflèrent. La figure prit un aspect érysipélateux.

La malade fut traitée ensuite par des purgatifs durant un mois. Au bout de huit jours, le gonflement de la figure avait diminué. Un écoulement purulent eut lieu par l'oreille; mais dès ce moment Madame *** sentit sa vue s'affaiblir peu à peu ; et le 4 avril 1826, où je fus consulté pour la première fois, Madame *** était entièrement privée de la faculté de voir. L'iris de chaque côté était à demi dilaté, et restait constamment dans la même position.

Ayant mis inutilement en usage tous les moyens indiqués en pareil cas, j'engageai Madame *** à se faire conduire à la séance de la consultation de la société médico-philanthropique pour y recevoir les conseils de mes confrères.

Mais elle me déclara que c'était bien assez pour elle d'avoir été forcée de me dévoiler sa honte, qu'elle ne consentirait jamais à rougir devant d'autres personnes, qu'elle s'abandonnait entièrement à mes soins; et, comme je lui avais parlé plusieurs fois du galvanisme, elle me supplia de le lui administrer.

Quoique peu confiant dans ce moyen, le mari joignit ses prières à celles de sa femme. Par cet acte de complaisance, il voulut peut-être contribuer à faire oublier des torts dont les suites étaient aussi affreuses.

Persuadé que la cécité était l'effet de l'inflammation générale de la tête, et craignant de réveiller pour ainsi dire la disposition inflammatoire par l'excitant galvanique, je refusai de recourir à ce moyen.

Cependant, après un mois d'attente et de l'usage d'un régime adoucissant, aucun signe d'inflammation ne s'étant manifesté, et pressé chaque jour de plus en plus par les instances de Madame ***, je la soumets, le 5 juillet, à un simple courant galvanique dirigé d'une tempe à l'autre.

La malade n'en éprouve aucun effet; elle se plaint seulement d'un sentiment de chaleur et de picotemens à la portion de la peau où sont placés les disques des conducteurs.

Le 7, même moyen; commotions. La malade a le sentiment de quelques étincelles.

Le 9, un conducteur dans le nez communiquant au pôle austral et un autre placé à la nuque. Commotions graduées; étincelles plus marquées; goût métallique très-prononcé. L'iris reste insensible.

Le 10, corysa causé vraisemblablement par l'opération de la veille.

Le 26, acupuncture à la bosse occipitale et aux deux tempes. Les aiguilles des tempes communiquent avec le pôle austral; commotions;

ustion à l'occiput. Bluettes très-prononcées et souvent répétées.

Le 28, douleur à l'occiput ; pas de galvano-puncture.

Le 30, inflammation vive au lieu même de l'ustion. L'iris me paraît être mobile. (J'ai lieu de croire que j'étais dans l'erreur.)

Le 1er août, iris dilaté au même degré qu'à l'époque où le traitement a été commencé.

Le 2, même état. Douleur très-aiguë à l'occiput, au point comburé.

Le 5, l'abcès est ouvert.

Le 10, une aiguille du pôle austral vers la première vertèbre cervicale, et une autre aiguille dans le trajet du muscle droit supérieur ou releveur de chaque œil ; ces dernières aiguilles communiquent avec le pôle boréal. Commotions à peine sensibles. La malade croit voir le jour ; elle rend une quantité considérable de larmes.

Le 12, Madame*** persiste à dire qu'elle voit la lumière ; mais l'iris est dans le même état.

Le 13, même application que le 10. Les commotions, quoique très-faibles, sont insupportables, ainsi que les étincelles dont Madame*** éprouve la sensation. Elle distingue plusieurs objets. Iris dans le même état.

Les 13, 14 et 15, point d'acupuncture. Simple courant d'une tempe à l'autre ; même état de la vue. L'iris se contracte devant une vive lumière.

Le 16, acupuncture dans les mêmes points que la dernière fois ; commotions vives ; immobilité de l'iris ; presque pas de bluettes ; d'ailleurs même état de la vue avant et après l'opération.

Le 19, même état des yeux sous le rapport de la vision.

Le 25, le globe de l'œil droit très-douloureux ; les vaisseaux de la cornée opaque fortement injectés ; impossibilité de supporter l'impression de la lumière ; iris très-contracté ; celui de l'œil gauche comme la veille ; chute de l'escarre du moxa électrique pratiqué le 26 juillet ; dix sangsues à chaque tempe. Onguent de styrax sur le moxa, cataplasme émollient sur l'œil malade ; pédiluves sinapisés ; diète.

Le 27, même état de l'œil droit ; vaisseaux de la cornée opaque de l'œil gauche légèrement injectés ; augmentation de la sensibilité de cet organe ; renouvellement de l'application des sangsues. Même traitement.

Le 28, l'inflammation a diminué ; il y a

moins de sensibilité dans les yeux ; les deux iris se contractent vivement lorsqu'on approche une lumière.

Le 29, mieux très-marqué ; sensibilité moindre ; même état des iris.

Le 30, *idem.*

Le 31, plus de cataplasmes.

Le 4 septembre, état presque naturel des yeux. La malade supporte une lumière modérée.

Nota. Depuis quelque temps, l'on ne laissait pénétrer qu'un jour très-faible dans sa chambre.

Le 12, Madame *** se rend chez moi en voiture ; ses yeux sont dans l'état naturel ; elle est on ne peut pas plus satisfaite de son état.

Le 20, elle va à une campagne près de Paris ; elle y reste jusqu'au 8 octobre, époque à laquelle elle revient à Paris avec toutes les apparences d'une guérison complète.

Depuis, M. *** a été forcé de faire un voyage très-long, pour cause de commerce. Madame l'a accompagné sans en éprouver aucune fatigue. J'ai reçu de leurs nouvelles il y a peu de temps : Madame *** continue à jouir d'une excellente santé (*).

(*) A l'époque où M. Sarlandière avait la complaisance de me galvano-puncturer, une dame atteinte d'une cataracte de l'œil gauche et d'une paralysie des membres inférieurs, fut soumise chez lui à un traitement galvanique.

Après un petit nombre de séances, elle marchait seule : mais quel fut notre étonnement, lorsque cette dame nous déclara que, depuis qu'elle subissait le traitement galvanique, l'obstacle qui, dans l'œil gauche, s'opposait à la vision, avait disparu peu à peu, et qu'elle voyait de cet œil aussi bien que de l'autre.

Lorsque cette dame commença le traitement, nous étions loin de penser, M. Sarlandière et moi, que le fluide manifesterait sa puissance contre une espèce de cécité que jusqu'alors (a) on n'avait pu guérir que par l'extraction ou l'abaissement du cristallin.

(a) M. Gondret m'a assuré qu'ayant eu occasion d'appliquer le caustique sur le sinciput d'une dame affectée de cataracte, l'opacité du cristallin s'était dissipée.

IV.

Impuissance de la volonté sur les muscles du bras gauche, qui ne se contractaient que lorsque le bras droit exécutait des mouvemens.

Le fils de M. F. éprouva, dès l'âge de 2 ans, de violentes convulsions; et cet état maladif se renouvela fréquemment durant les huit années suivantes. On avait épuisé sur cet enfant toutes les ressources que peuvent fournir les antispasmodiques, lorsqu'au mois de janvier 1815, il fut amené à la *consultation gratuite de la société médico-philanthropique*, à *l'Hôtel-de-Ville*; il était âgé de 10 ans. Je crus reconnaître chez cet enfant une maladie vermineuse, et je prescrivis un traitement *ad hoc*. Je n'en avais plus entendu parler, lorsque, le 28 août 1825, M. F. fut conduit chez moi par ses parens. Ils m'apprirent que d'après le traitement que j'avais conseillé, ce jeune homme avait rendu une quantité considérable de vers, et qu'il n'avait plus eu de convulsions; mais que, depuis 19 ans, il se trouvait dans l'impossibilité de remuer le bras gauche *par l'effet de la volonté*, malgré les soins qu'il avait reçus d'un grand nombre de médecins. Le souvenir du service que j'avais déjà rendu à leur fils, avait fait naître chez eux le désir de venir prendre mon avis sur un mal qui leur causait la plus grande affliction.

J'appris que depuis l'âge de 2 ans, ce jeune homme, d'une constitution bilieuse et très-irritable, n'avait jamais pu remuer volontairement le bras gauche; mais que lorsqu'il faisait le moindre mouvement du bras droit, le gauche, à l'instant même, exécutait un mouvement analogue. Quels que fussent les efforts de sa volonté pour empêcher ce mouvement, il lui était impossible de l'arrêter, à moins que le bras ne fût retenu par un lien quelconque. (*)

Le bras malade était extrêmement émacié, et

(*) Quoiqu'il n'y ait point de rapport entre la maladie de M. F. et les maladies dont il est question dans une lettre que m'a écrite, au sujet du galvanisme, un de mes savans confrères, M. le docteur Bricheteau, je crois devoir donner ici un extrait de cette lettre, comme contenant, sur la précieuse découverte de Galvani, l'opinion d'un praticien distingué, et dont le nom est si honorablement inscrit dans les fastes de la médecine.

« Je regarde le galvanisme, dit M. Bricheteau, comme un moyen thérapeutique très-efficace et qu'on emploie trop peu de nos jours. J'ai eu souvent recours à ce

plus sensible à la douleur que le bras droit ; il était sans mouvement et conservait la direction perpendiculaire lorsqu'il n'était pas soutenu, et que le bras droit était en repos ou dans un état de contraction passive. Chaque partie de ce membre était soumise à l'action imprimée à la partie correspondante du membre droit. Ainsi, par exemple, lorsque le jeune homme plaçait ce dernier bras dans une position horizontale, le bras gauche prenait cette position ; si la main

---

mode d'électricité avec beaucoup de succès, surtout chez des enfans d'une faible constitution, qui avaient des paralysies partielles des muscles fléchisseurs du pied et surtout des muscles péroniers, qui sont, plus souvent qu'on ne croit, privés plus ou moins complétement de leurs facultés locomotrices. Je faisais galvaniser les enfans soir et matin au moyen d'une assez forte pile ; et, tous les deux ou trois jours, je leur faisais donner une douche d'eau sulfureuse. Je pourrais citer un bon nombre d'enfans confiés aux soins éclairés de M. d'Ivernois (orthopédiste très-connu) pour des difformités, chez lesquels j'ai fait disparaître la paralysie partielle des extrémités inférieures qui compliquait la difformité, par le moyen du galvanisme administré de concert avec un traitement mécanique qui consistait dans des manipulations et l'action de leviers, qui avaient pour objet de rendre aux membres leur rectitude naturelle. »

droite restait fermée, il en était de même de la gauche. Les doigts suivaient aussi les mouvemens des doigts de l'autre main ; en un mot, le bras gauche répétait fidèlement tout ce que faisait le bras droit.

M. Adet auquel je parlai de ce jeune homme prit la peine de venir le voir, et après s'être assuré de l'existence d'une maladie aussi extraordinaire, et avoir pris connaissance du mode de traitement que je me proposais d'administrer, il l'approuva dans son entier.

Le 31 août, j'introduisis une aiguille entre les apophyses des deux premières vertèbres cervicales, et une autre dans le muscle deltoïde. Je mis la première aiguille en communication avec le pôle austral d'une pile forte de cinquante élémens ayant chacun cinq pouces de hauteur sur quatre et demi de largeur ; et la seconde aiguille fut mise en communication avec le pôle boréal. Une solution d'hydrochlorate de soude servait d'intermédiaire ; j'allai jusqu'à dix degrés de tension. A ce point le malade éprouvait des secousses qu'il appelait désagréables ; je diminuai de quatre degrés, et m'en tins à cette tension. La tête et le bras étaient dans un état convulsif presque continuel. Après une demi-heure, je retirai les aiguilles.

Le 2 septembre, le malade fut soumis à l'action d'un autre bain. L'aiguille du pôle austral occupait à peu près la même place. La second eétait implantée dans le muscle grand supinateur. Après l'opération qui dura trois quarts d'heure, le malade, par le seul acte de la volonté, put tenir quelques instans le bras dans une position horizontale.

Le 6, même application; mouvement volontaire du petit doigt et du doigt annulaire.

Le 8 *idem;* une aiguille vers la troisième vertèbre cervicale, l'autre au doigt index; mouvement (mais difficile) du bras et de l'avant-bras; le petit doigt, l'auriculaire et le médius se meuvent avec facilité.

Le 10, même état du bras; malaise général; envies de vomir; langue jaunâtre; l'aiguille du pôle austral à la troisième apophyse cervicale; l'aiguille du pôle bóréal, à la région de l'estomac. Secousses modérées durant une demi-heure; la sensibilité du malade est si exaltée, que chaque secousse détermine l'écoulement des larmes.

Le 13, même état du bras. Le malade a eu une évacuation alvine très-abondante; l'ap-

pĕtit est revenu ; moins d'irritabilité générale ;
l'aiguille du pôle austral vers la quatrième apophyse cervicale ; l'aiguille du pôle boréal dans le
muscle grand palmaire ; commotions vives,
soutenues , mais supportables ; le bras exécute
des mouvemens en haut, en bas et en arrière
par l'effet de la volonté ; les doigts se meuvent
dans tous les sens ; mais quand les mains sont
fermées et que le malade ouvre la droite, le
doigt indicateur de la gauche se met de suite
en mouvement.

Le 17, une aiguille à la base du crâne, une
seconde au milieu des vertèbres cervicales, une
troisième au milieu des vertèbres dorsales, et
une quatrième à la deuxième vertèbre lombaire.
Les deux premières sont unies par un fil métallique ; il en est de même des deux autres ; les
premières sont en communication avec le pôle
austral et les secondes avec le pôle boréal. Commotions assez fortes, mais graduées ; la direction
du courant est changée quatre fois dans une
heure.

Après l'opération, les mouvemens du bras
sont entièrement libres ; mais ce membre semble être extrêmement pesant. Le doigt indicateur seul paraît être soumis à l'influence des

mouvemens du pareil doigt de la main droite.

Les 19, 20, 24, 26, 29 septembre, 1, 4, 6, 8 et 11 octobre, continuation du même moyen, administré tantôt en bain simple, tantôt en commotions ; les trois dernières fois, ustion de diverses parties de la région rachidienne.

Le 18, mouvemens très-libres du bras gauche et sentiment de bien - être. Les petits points inflammatoires provenant de l'ustion, à peine remarquables ; bain simple galvanique.

Le 21, même état ; un abcès comme la tête d'une épingle à chaque moxa ; bain avec de légères commotions.

Le 25, même état ; abcès à peu près guéri ; bain au courant simple établi de la nuque et de la colonne dorsale au poignet ; commotions ; direction du courant changée quatre fois.

Le 16 novembre, le malade est dans le même état ; le bras lui paraît pesant ; il ne peut pas le tenir long-temps élevé ; il se sert de la main gauche pour fixer le papier sur lequel il dessine. Auparavant, la même main, lorsqu'on ne l'attachait pas, effaçait à l'instant même les traits qu'avait tracés la main droite. Mais l'index ne peut pas conserver un repos parfait lorsque le pareil doigt de la main droite est en mouvement. De même lorsque M. F. porte la main droite à la tête et remue les doigts comme pour *se gratter*, le bras gauche tend à se lever, et ce n'est qu'avec une volonté fortement prononcée que M. F. peut alors empêcher les doigts d'imiter les mouvemens de ceux de la main droite.

Suspension de l'usage du galvanisme.

Les 1er et 3 décembre, le malade allant toujours aussi bien, je crois devoir renvoyer à une quinzaine de jours l'application de la galvano-puncture.

Déjà plusieurs mois s'étaient écoulés, et je n'avais reçu aucune nouvelle de M. F. Etonné d'un silence aussi extraordinaire, je lui écrivis à diverses reprises pour l'engager à venir me voir. Point de réponse. Enfin, après sept ou huit mois d'attente, je fus chez lui pour m'informer de son état.

M. F. était absent, je ne vis que madame sa mère; et, le dirai-je?... sans doute pour se débarrasser du poids trop pénible d'une juste reconnaissance, madame F. osa me reprocher d'avoir *cessé* le traitement avant que la guérison fût complète; elle prétendit qu'en agissant ainsi j'avais voulu donner à entendre qu'il n'y avait plus rien à faire; que c'était pour cela que son fils n'était pas retourné chez moi ; que depuis quelque temps le bras revenait peu à peu à son état ancien, et qu'elle ne consentirait pas à mettre de nouveau en usage un traitement qu'on lui avait dit être *extrêmement dangereux* ; que d'ailleurs depuis long-temps elle croyait s'apercevoir que son fils avait des dispositions à devenir de plus en plus méchant, et qu'elle ne doutait pas que le galvanisme n'eût contribué à rendre cet état encore pire ; que d'après cela on n'avait pas cru devoir venir me remercier, et qu'au surplus j'appartenais à la société médico-philanthropique dont les consultations étaient gratuites, etc., etc..... Je m'arrête ; mais si madame F. m'avait mieux connu, elle se serait, sans aucun doute, épargné des excuses que je n'ose caractériser, et dont l'expression a dû lui coûter les plus pénibles efforts.

V.

Cécité survenue à la suite de convulsions , lors de la pousse des dents canines.

Mlle S. O., âgée de 21 ans, d'un tempérament lymphatique, ayant d'ailleurs l'apparence d'une excellente santé , éprouva , lors de la pousse des dents canines, de violentes convulsions à la suite desquelles elle fut privée de la vue.

Madame sa mère, non moins distinguée par des talens rares que par les plus belles qualités de l'âme, sut réparer, en quelque sorte, la perte affreuse qu'avait faite sa fille, par tout ce que l'éducation la plus accomplie peut porter dans l'esprit et le cœur d'élévation et de richesses.

Quand j'eus l'honneur de voir pour la première fois Mlle S. O., j'ignorais qu'elle n'y voyait pas; mais tout en admirant les grâces répandues sur sa personne, j'avais de la peine à me rendre compte d'une sorte de vague que je croyais remarquer sur une figure pleine de charmes, lorsque d'ailleurs j'étais frappé de la spirituelle mobilité de ses traits, autant que du mode élégant et facile avec lequel elle exprimait des pensées toujours on ne peut plus heureusement conçues.

Je vis bientôt que la dilatation des deux iris était cause de cet état. La cécité proprement dite y était, pour ainsi dire, étrangère, les yeux suivant tous les mouvemens de la voix et se dirigeant presque toujours vers la personne à laquelle Mlle S. O. adressait la parole.

La dilatation des pupilles était, en effet, très-grande. Le bord de chaque iris formait une ligne circulaire, étroite, et fort peu perceptible, au bord correspondant de la cornée opaque; les yeux étaient du reste très-beaux. Le cristallin et les autres humeurs, parfaitement transparens, laissaient arriver librement l'image des objets jusque sur la rétine; mais cet épanouissement nerveux, en recevant l'image, n'avait pas la faculté de la transmettre au cerveau.

Y avait-il atrophie des nerfs destinés aux fonctions visuelles? une excroissance quelconque s'était-elle développée dans leur voisinage, à leur origine, etc.? Dans ces cas, il eût été bien difficile d'imaginer un moyen de rétablir la vision; mais, en admettant la possibilité du premier, je ne pouvais croire que la cécité fût produite par une tumeur, quoiqu'un médecin de beaucoup de mérite, M. Gondret, m'eût dit qu'il en soupçonnait la présence.

Si l'excroissance existait, et si, par l'effet de la compression, elle était un obstacle à l'exercice des fonctions de l'œil, il est probable que le mal se serait déclaré peu à peu ; mais la perte de la vue a été, pour ainsi dire, le résultat d'un coup de foudre ; et l'on sait qu'une excroissance ne manifeste pas ainsi son apparition. Si tel était son caractère, elle aurait produit vraisemblablement d'autres ravages.

Je crus donc devoir rejeter la supposition de l'existence d'une tumeur comme cause primitive de la cécité. Je n'avais non plus aucune raison d'admettre l'atrophie des nerfs visuels et surtout des nerfs optiques ; car si l'atrophie avait lieu dans ces derniers nerfs, pourquoi la rétine aurait-elle conservé l'apparence de l'état le plus sain ? Sans doute cette apparence est loin d'être une preuve de la non existence de l'atrophie, qui, d'ailleurs, pouvant n'avoir son siége que dans une portion des nerfs, pouvait, par la même raison, ne pas avoir atteint la rétine, etc.

Quoi qu'il en soit, et laissant de côté la présomption de toutes les causes de ce mal, je pensai que, puisque l'œil était dans l'état absolument naturel, la dilatation de l'iris et la non perception des rayons lumineux, pouvaient ne tenir qu'à une constriction des nerfs optiques, et peut-être aussi de ceux de la cinquième paire, qui avait eu lieu au moment des convulsions dentaires, constriction qui, n'ayant pas été détruite, s'opposait soit aux mouvemens des fibrilles dont se composent les nerfs, soit à la libre circulation du fluide nerveux (*). Je crus qu'en établissant un courant galvanique dans ces nerfs, ainsi que dans ceux de la cinquième paire, et en y excitant de légers ébranlemens, il ne serait pas impossible d'obtenir quelque résultat satisfaisant.

J'étais d'autant plus fondé dans ma manière de voir, que déjà M. Magendie avait obtenu dans le traitement de l'amaurose des effets remarquables de l'application du galvanisme, et que, cinq ans auparavant, M. Gondret avait tenté, durant trois ou quatre mois, par le moyen de l'ustion au sinciput, de produire chez Mlle Sophie une excitation dans le cerveau et ses

---

(*) Il est probable que cette circulation, et sans doute aussi ces mouvemens, sont nécessaires à l'acte de la vision.

dépendances, et de rétablir les fonctions de la vue. Sans doute que M. Gondret n'aurait pas employé le feu, s'il n'eût aperçu quelques chances de réussite. J'étais en outre encouragé par le succès qui avait si heureusement couronné le traitement galvanique auquel j'avais soumis madame ***, en avril 1826 (*voy.* l'obs. III); et quoiqu'il n'y eût aucun rapport entre la cause de la cécité de madame ***, et la cause de la cécité de Mlle Sophie, je crus cependant que malgré la différence dans la cause (*) et dans

---

(*) 1° Une dame se présenta, il y a un an environ, à la consultation de la société médico-philanthropique, à l'Hôtel-de-Ville. Elle avait éprouvé pendant plusieurs jours des étourdissemens et un mal de tête des plus violens. La paupière de l'œil droit avait perdu la faculté de se relever; l'œil demeurait fixe; l'iris était dilaté, et l'acte de la vision n'avait plus lieu.

Plusieurs oculistes ayant déclaré à cette dame que sa maladie était incurable, elle vint réclamer les bons offices de la Société pour que (si je ne me trompe) on la fît entrer dans un hospice. M. Sarlandière, étant de tour à la consultation, pensa, et avec raison, que le galvanisme, aidé de l'acupuncture, pourrait produire un heureux effet.

Après avoir employé ce moyen pendant plusieurs jours, il eut la satisfaction de voir la malade se rétablir; et, à la 7e ou 8e séance, l'iris se contractait et se dila-

la durée de la maladie, il m'était permis de tenter le remède qui avait guéri madame ***. Mais je me fis un devoir de déclarer en même

---

tait avec facilité, et les mouvemens de la paupière et de l'œil étaient entièrement libres.

2° Un capitaine que j'avais vu à l'hôpital militaire de Bourbonne-les-Bains en 1826, auquel j'avais conseillé l'emploi de la galvanisation, et qui avait inutilement pris des douches pour une paralysie des muscles de l'œil gauche et de la paupière supérieure du même côté, vint six mois après me prier de le galvaniser.

Dans l'espérance que l'électricité pourrait rétablir les mouvemens de l'œil et de la paupière, j'implantai d'abord une aiguille dans la paupière et une autre à la nuque. Des commotions données par le moyen d'une petite pile excitèrent des mouvemens convulsifs dans la paupière seulement. L'œil resta immobile.

A la seconde opération, les mouvemens de la paupière furent plus marqués. Ceux de l'œil étaient assez sensibles pour faire espérer une guérison complète, si l'on dirigeait des aiguilles dans les muscles dont cet organe est, pour ainsi dire, enveloppé ; mais le capitaine ayant reçu l'ordre de partir le lendemain, j'eus le regret de ne pouvoir rendre à ce brave et honorable officier un service auquel j'attachais le plus grand prix.

3° Le 2 mai 1827, je fus consulté par M. C., négociant de Bordeaux, qui (par suite d'une attaque d'apoplexie) avait éprouvé, un mois auparavant, un accident en tout semblable à celui que je viens de rapporter. Il avait été

temps que je ne me décidais à recourir au galvanisme, que pour n'avoir pas à me reprocher
d'avoir négligé un moyen qui, peut-être, pro-

---

traité par deux médecins estimables, mais dont les soins
n'avaient pu triompher de la maladie de M. C.

Je conseillai la galvanisation. Le 4 mai, j'introduisis
une aiguille dans la paupière malade (gauche), et une
autre dans le muscle crotaphite du même côté. Je mis
ces deux aiguilles en communication avec une pile faible.
Après cette opération, M. C. put tenir l'œil entr'ouvert ;
mais le soir, la paupière était comme auparavant, dans
un état complet d'abaissement. Le 5, même opération.
Les mouvemens de l'œil étaient remarquables. La paupière était à demi relevée. Le lendemain, 6 mai, la paupière était tuméfiée. M. C. fut effrayé de ce gonflement (a). Un ami qui l'avait accompagné chez moi,
et qui était tombé en syncope à l'aspect d'une aiguille,
cria à l'assassinat. Deux médecins qui furent appelés,
crièrent plus fort que l'homme à la syncope, et *recon-
nurent une fièvre bilieuse* ET UNE DÉCOMPOSITION DU SANG,
occasionnées, comme de raison, par les aiguilles ! ! !

Après deux mois environ d'un *crescendo* de visites,
de médicamens et de décomposition du sang, nos bons
et savantissimes docteurs crurent enfin devoir songer à
l'air natal ; et pour dérober le patient au danger de

(a) A la suite de la galvano-puncture, il se manifeste quelquefois
dans la partie acupuncturée une légère tuméfaction qui se dissipe
en très-peu de temps.

duirait quelque bien, et qui ne pouvait occasionner aucun mal. Ce ne fut qu'après avoir dit positivement que je n'avais pour ainsi dire aucune
espérance de succès, que je consentis à me rendre
aux sollicitations de Mlle Sophie et de ses parens.

Convaincu que le galvanisme sans le moyen
de conducteurs directs introduits dans l'œil ne
produirait aucun effet, je résolus de recourir
à l'acupuncture.

Le 30 juin 1827, j'appliquai une aiguille de
chaque côté des tempes ; je mis une aiguille en
communication avec les deux pôles d'une pile
faible, et je donnai de petites commotions.
Mlle Sophie n'éprouva aucun effet relatif à la
vision.

Les cinq ou six séances suivantes, j'implantai
des aiguilles dans divers points des environs des
yeux et de la tête. Enfin voyant que les moyens
employés jusqu'alors étaient sans succès, je me

---

guérir par la galvanisation, ils l'envoyèrent chercher
la santé à Bordeaux, où il mourut peu de temps après
son arrivée.

Je tiens ces derniers détails de M. Lefebvre, ami de
M. Berryer père, chez lequel j'ai eu l'avantage de le
connaître, et qui, par suite de la confiance dont m'ho-
nore M. Berryer, avait engagé M. C. à venir me consulter.

décidai à introduire des aiguilles le long des muscles qui servent aux divers mouvemens de chaque œil, et à les pousser jusqu'aux nerfs optiques. Je mis ces aiguilles en communication avec des piles de tension et d'intensité différentes. Il ne se manifesta aucun signe qui pût faire croire que le cerveau recevait la sensation de la lumière; seulement le premier jour de l'introduction des aiguilles dans les muscles moteurs de l'œil, il se déclara un léger mouvement convulsif dans l'iris gauche; cet état ne se renouvela point.

J'étais décidé à cesser l'application d'un moyen que je jugeais inutile, et qui exigeait des soins et une attention extrêmes, tant par rapport à l'implantation des aiguilles, que pour éviter toute inflammation dans le chemin qu'elles parcouraient : j'allais prier Mlle Sophie de mettre un terme à son courage et d'attendre dans le repos qu'une circonstance favorable nous permît de reprendre l'usage du galvanisme, et d'essayer en même temps quelque moyen auxiliaire que je réclamerais de l'expérience de mes confrères ; lorsque Mme Boivin (*), qui m'avait fait

(*) Madame Boivin, surveillante en chef de la maison royale de santé de Paris, également recommandable

l'honneur de venir me voir, et qui assistait à l'opération, remarqua que, lorsque j'allais à une tension élevée (quarante-cinq plaques de la grande pile), les deux iris se contractaient d'une manière très-sensible. M. le docteur Florence, médecin distingué, qui ce jour-là avait accompagné chez moi Mlle Sophie, constata le même phénomène (qu'il croyait, nous dit-il, avoir aussi observé lorsque M. Gondret appliqua le caustique sur le sinciput de Mlle Sophie). Nous ne fûmes pas peu surpris de voir que cet état de contraction persistait même après l'extraction des aiguilles; la pupille avait à peu près le diamètre naturel, et la physionomie recevait de ce changement la plus heureuse modification.

Un événement aussi inattendu, et qui donnait, pour ainsi dire, à la figure une nouvelle vie, m'engagea à ne pas discontinuer l'application du moyen auquel nous le devions; et si nous n'avions point à espérer un amendement

---

par ses connaissances littéraires et médicales, auteur de plusieurs ouvrages sur les accouchemens et sur différentes parties de la médecine, gratifiée de la médaille d'or du mérite civil de Prusse, membre de plusieurs siociétés savantes.

dans le mode d'être de la vision proprement dite, du moins étions-nous autorisés à penser qu'une contraction de l'iris aussi prononcée pourrait se maintenir, si nous la sollictions de temps à autre par l'action du fluide galvanique.

Deux jours après, l'iris conservait l'état de contraction, mais en moins; j'appliquai de nouveau les conducteurs, et la contraction revint au degré qu'elle avait acquis dans la séance précédente.

Après que j'eus employé cinq ou six fois le même moyen, l'iris semblait avoir acquis assez d'énergie pour conserver long-temps l'état où il se trouvait, et je suspendis l'usage du galvanisme. Depuis lors les deux iris ont perdu de leur mobilité; il me semble même qu'ils tendent, quoique lentement, à reprendre leur ancien état de dilatation; mais, d'après ce qui a eu lieu, il est probable qu'en recourant, de temps à autre, à l'agent galvanique, nous pourrons rétablir et maintenir leur force contractile.

Il est convenable de noter que la lumière, même la plus vive, n'exerce aucune influence sur les mouvemens des iris. Toutefois, Mlle Sophie assure que depuis qu'elle a été galvanisée, elle éprouve une sensation insolite lorsqu'elle est exposée au soleil, ou qu'elle se trouve vis-à-vis d'une lumière quelconque : ce qui me porterait à penser que, si le galvanisme n'a point modifié chez Mlle Sophie l'état pathologique des nerfs *optiques*, il a, du moins, rendu aux nerfs *sensitifs* de la lumière leur état normal.

Cette manière de penser me paraît justifiée par les observations qu'a faites M. Magendie sur les fonctions des nerfs optiques et celles des nerfs de la cinquième paire ; observations desquelles il résulterait :

1° Que ces derniers nerfs sont destinés à sentir l'impression des rayons lumineux entrés directement dans l'œil ;

2° Que les nerfs optiques sont destinés à produire la vision, proprement dite ;

3° Que l'action simultanée des nerfs optiques et des nerfs de la cinquième paire, est nécessaire pour l'exercice des fonctions de l'œil ou de la faculté de voir (*).

____

(*) Note sur l'application directe du galvanisme aux nerfs de l'orbite, et sur l'emploi de ce moyen pour la cure de l'amaurose, lue à l'Académie des Sciences, en juin 1826, par M. Magendie. (Voy. le *Journal de Physiol. expér.*, 1826, t. 6.)

VI.

Apoplexie.

M. le colonel du Moncheau, maréchal-des-logis du roi, auquel j'étais attaché par les liens de l'estime et de l'amitié, fut frappé, le 26 décembre 1825, d'une attaque d'apoplexie, *peu de temps* après s'être couché, du moins il y a lieu de le croire. On ne s'aperçut de son état que le lendemain à midi, heure à laquelle je fus appelé. Les signes les plus caractéristiques d'une destruction prochaine ne laissaient aucune espérance; et l'emploi inutile des saignées, des irritans de toute espèce et des moyens les mieux indiqués, ne servit qu'à confirmer le fatal pronostic que j'avais porté. Dans cet état, et pour satisfaire à un dernier devoir, plutôt que dans l'espoir d'être utile, je crus ne pouvoir me dispenser de tenter sur mon pauvre ami l'action du galvanisme. Je plaçai une aiguille à la base du crâne et une autre à la jambe droite. Je chargeai d'acide acétique une pile ayant cinquante couples de cinq pouces carrés de surface; à peine la communication fut établie, que le malade, par un mouvement aussi rapide que l'éclair, se souleva, porta la main droite à la nuque, ouvrit les yeux, prononça des mots dont nous ne pûmes apprécier le sens et à l'instant même retomba dans son premier état. De nouvelles commotions produisirent des effets analogues, mais qui devenaient chaque fois beaucoup moins prononcés. Enfin nous ne pûmes obtenir que de très-faibles contractions dans la ligne du courant galvanique (*). Peu de temps après, la meilleure des épouses (qui depuis a succombé à sa douleur); la meilleure des filles, dont la santé a reçu de ces deux pertes un ébranlement affreux ; son digne fils, M. du Moncheau, son excellent ami, M. de Calonne, et moi, nous avions perdu pour toujours un de ces hommes de bien dont la nature est malheureusement si avare, et auquel nous étions heureux de porter le plus tendre et le plus entier dévouement.

(*) Si l'apoplexie n'avait dépendu que d'une légère effusion de sang dans le cerveau, ou si l'on s'était aperçu plus tôt de ce funeste accident, peut-être que l'électricité aurait eu d'heureux résultats ; mais quand on a reconnu l'état du malade, l'électricité ne pouvait produire aucun effet salutaire.

VII.

Tumeur stéatomateuse au cou.

J***, femme de chambre au service de ma femme, âgée de trente ans, d'un tempérament lymphatique, grande, bien faite, mais ayant les membres supérieurs et inférieurs un peu maigres, et faisant d'ailleurs très-bien toutes ses fonctions, portait au cou depuis quinze ans une tumeur de trois pouces environ de diamètre et de deux pouces de saillie. Cette tumeur était placée à la partie du cou qui répond au milieu du muscle sternocléido-mastoïdien. Elle était mobile et indolente ; et la couleur de la peau qui la recouvrait n'était pas altérée.

Quoique depuis quinze ans J*** dût être habituée à cette difformité, cependant elle aurait, disait-elle, donné la moitié de son existence pour en être débarrassée.

Ma femme, qui aimait beaucoup cette fille, reçut la confidence de son chagrin et m'engagea à examiner s'il ne serait pas possible de faire disparaître ou au moins de faire diminuer la tumeur.

J'avais donné, dix-sept ou dix-huit ans auparavant, des soins, pour une maladie semblable, à une demoiselle que m'avait adressée M. Riffault, dont j'étais l'ami et le médecin (*). Les moyens employés ayant été sans succès, je proposai à M. Riffault l'essai d'un courant galvanique.

La malade fut exposé à un courant d'une pile perpendiculaire de cinquante disques de deux pouces de diamètre; les plaques formant l'extrémité de chaque conducteur, étaient posées à droite et à gauche de la tumeur. Après cinq ou six séances d'une heure chaque, la tumeur s'enflamma, il survint un abcès considé-

---

(*) M. Riffault, administrateur des poudres et salpêtres, mon collègue à la société galvanique, et président de la section de chimie, auquel nous devons la traduction de la chimie de Thompson et un grand nombre d'ouvrages utiles, avait bien voulu m'associer à lui pour une série d'expériences que nous avons faites sur le galvanisme considéré, tant sous le rapport physique et chimique, que sous le rapport médical. J'aurai occasion de parler de ce travail dans mon ouvrage sur le galvanisme.

rable que , faute d'observations, nous eûmes de la peine à attribuer au galvanisme. Nous regrettions même qu'un tel accident fût survenu, par la nécessité où nous nous trouvions de discontinuer notre essai.

L'abcès suppura long-temps. Après six mois il était fermé, et la tumeur avait disparu.

Me rappelant cette observation , et bien persuadé alors que l'abcès , dont ni M. Riffault ni moi n'avions soupçonné la cause, avait été déterminé par l'excitation galvanique , je crus que l'application de ce moyen pourrait de même être pratiquée chez J*** avec avantage.

Le 1er novembre 1825, je soumis cette fille pendant cinq jours consécutifs au courant simple d'une pile de vingt élémens de deux pouces carrés de surface. Les intervalles des élémens étaient chargés d'eau tenant en dissolution du sulfate de soude. Le cinquième bain n'avait produit aucun effet sensible, à l'exception d'une chaleur assez agréable, et de ce que J*** appelait un *travail interne* (qui avait lieu seulement pendant la durée du bain).

Les 6, 7 et 8 , j'employai une pile de quarante élémens de trois pouces carrés de surface. L'eau interposée était mélangée d'un centième d'acide hydrochlorique. Chaque fois la peau devenait rouge ; des picotemens, des *ardeurs* se faisaient sentir.

Le 10, je chargeai la pile d'eau mélangée d'un cinquantième d'acide hydrochlorique. Les picotemens furent plus forts; la peau devint douloureuse.

Le 11, même opération; la peau fut encore plus douloureuse que la veille; la nuit elle était comme brûlante, et le lendemain elle était dans un état érysipélateux. Je suspendis l'usage du galvanisme. Au bout de quinze jours, il ne restait plus de traces d'inflammation, et la tumeur était dans le même état que le 1er novembre.

J'implantai alors une aiguille de chaque côté de la tumeur, et par le moyen de la petite pile dont je m'étais servi la première fois, j'établis un courant très-doux, mais qui faisait éprouver à J*** le sentiment d'une chaleur mordicante. Nous avions employé huit fois ce mode d'électrisation, lorsque la tumeur augmenta sensiblement de volume; elle devint très-rouge et douloureuse; enfin un point de suppuration se déclara aux deux parties de la peau où avaient

été implantées les aiguilles. Application de cataplasmes émolliens.

Le 16 décembre, ouverture de l'abcès qui
s'était manifesté à la partie antérieure et interne
de la tumeur ; il en découla une humeur purulente en abondance. L'autre abcès ne s'ouvrit
pas. La peau qui le recouvrait se flétrit.

Huit jours après, ayant pressé fortement la
tumeur entre mes deux mains, j'en fis sortir
environ quatre cuillerées à soupe d'une substance stéatomateuse, mollasse, répandant une
odeur fétide ; injection de vin camphré à chaque pansement ; application de charpie imbibée
de la même liqueur.

Le vingtième jour après l'ouverture de l'abcès, la tumeur avait presque disparu, il ne
restait qu'un très-petit foyer de suppuration...

Des raisons particulières ayant obligé ma
femme de renoncer au service de J***, cette fille
quitta la maison après avoir reçu l'indication
du mode de conduite qu'elle avait à suivre
pour terminer la guérison.

Quoique j'eusse engagé J*** à venir prendre
mes conseils, nous ne l'avons pas revue : mais
j'ai lieu de penser qu'elle se serait rendue à
mon invitation si l'état de sa santé l'avait exigé,

VIII.

Hydro-sarcocèle.

M. P. portait depuis sept ans un sarcocèle très-volumineux; cette maladie était la suite d'un coup violent. Il y a quatre ans, une fluctuation se fit sentir; l'existence d'un hydro-sarcocèle fut constatée et la ponction ayant été pratiquée, il s'écoula huit onces environ d'une sérosité limpide.

Un an après l'on eut recours à la même opération, et il s'échappa une pareille quantité ou environ de liquide. Après l'évacuation de la sérosité, l'on reconnut que la tumeur avait acquis un plus grand volume.

Au mois d'octobre 1826 je fus consulté par M. P. sur ce qu'il appelait une *gênante incommodité*. Un examen attentif me fit reconnaître que l'épidydime droit avait acquis un volume au moins dix fois plus grand que le volume naturel. Le testicule paraissait ne pas être affecté. La tumeur était indolente; il n'existait aucune adhérence; au moment de mon exploration il n'y avait que très peu de liquide.

Comme M. P. avait employé, mais en vain,

les remèdes les mieux indiqués pour combattre son incommodité, je lui conseillai l'application du galvanisme; et le 5 d'octobre je plaçai un disque à deux points opposés du scrotum; je mis ces disques en communication avec une pile faible. M. P. reçut un simple courant qui occasionna seulement de la rougeur à la peau.

La crainte de donner une trop grande excitation ne me permit pas de recourir à l'acupuncture; je réservai ce moyen pour être employé plus tard dans le cas où l'application de disques à la peau deviendrait insuffisante.

Les bains simples furent administrés tous les jours, pendant une heure chaque fois, jusqu'au 20 du mois; à cette époque, on ne sentait plus de fluctuation, et la tumeur avait diminué au moins de moitié.

La peau étant devenue érythématique, nous fûmes obligés de suspendre la galvanisation. Le 4 novembre l'inflammation de la peau avait disparu; nous reprîmes l'emploi journalier des bains galvaniques de la même manière qu'auparavant. Le 20, la tumeur se trouvait dans l'état ordinaire; on ne sentait pas de liquide épanché.

M. P. fut alors forcé de faire un voyage

qui dura jusqu'au 15 décembre : pendant ce temps il tint constamment sur les bourses des compresses imbibées d'une solution aqueuse d'hydriodate de potasse, et il prenait des pilules composées avec le même sel.

Au retour de M. P., le 18 décembre, la tumeur n'avait pas diminué. Je crus sentir une petite fluctuation; nous eûmes de nouveau recours au bain galvanique.

Le 1ᵉʳ janvier 1827, même état, moins la fluctuation que je ne pus remarquer.

Le 2, j'implantai deux aiguilles dans la tumeur.

Je chargeai la pile d'eau dans laquelle je mis par pinte une once d'hydriodate de potasse (*);

______

(*) L'agent galvanique ayant la puissance de décomposer les sels et de transporter leur acide au pôle austral et leur base au pôle boréal, je pensai que je pourrais, par ce moyen, retirer dans cette circonstance, un grand avantage de l'emploi d'un sel d'iode, en le décomposant par la force de la pile, et en l'introduisant directement dans la tumeur au moyen d'une aiguille.

L'acide hydriodique ayant pour principe acidifiant l'hydrogène, je craignais qu'un acide ainsi composé ne se comportât pas de la même manière que l'acide iodique, dont l'oxigène est le principe acidifiant; mais comme un acide hydrogéné me paraissait devoir se rendre sinon au pôle austral, du moins au pôle bo-

j'administrai les bains à courant simple avec la pile ainsi préparée. Dans l'intervalle de chaque bain M. P. recouvrait le scrotum avec des compresses imbibées d'une solution aqueuse d'hydriodate de potasse.

---

réal; que dans l'un et l'autre cas l'indication se trouvait également remplie, et que, d'ailleurs, je n'avais point en ce moment à ma disposition un sel iodique, je crus devoir essayer l'hydriodate de potasse.

L'événement a confirmé ma prévision. Aussi ai-je à regretter de n'avoir pas eu plus tôt la pensée de tirer un si heureux parti de la propriété qu'a l'électricité de décomposer les sels. J'aurais vraisemblablement opéré par ce moyen la guérison de la femme de chambre de ma femme, ainsi que d'autres personnes, sans avoir eu besoin de recourir à la suppuration.

J'ai déjà obtenu de très-heureux résultats en variant la charge de mes piles, et en employant, selon les indications, les acides, les solutions salines ou autres, les décoctions, les infusions, etc., que l'expérience m'a fait connaître comme étant les plus utiles. Telle affection qui avait résisté à l'action du galvanisme longtemps continué, a cédé à un petit nombre de bains d'une pile beaucoup plus faible, mais chargée différemment.

J'ai pris note de toutes les observations que j'ai faites sur ce sujet si important; je les publierai dans mon ouvrage sur le galvanisme.

Le 15 janvier, le volume de la tumeur était extrêmement réduit; nous continuâmes l'emploi des mêmes moyens jusqu'au 27, jour où les choses étaient dans le même état que le 15.

M. P. fut obligé de nouveau de faire un voyage. Une lettre de lui en date du 16 février, m'apprit que la tumeur était diminuée de beaucoup, qu'il n'avait pas négligé un seul instant d'appliquer de la liqueur, et qu'il lui tardait d'être de retour pour la terminaison d'une cure de laquelle dépendait la tranquillité de sa vie.

Le 10 mars, retour de M. P. La tumeur est un peu plus volumineuse que dans l'état naturel; je conseille de suspendre tout traitement.

Le 30, pour complaire à M. P., je galvanise la tumeur à l'aide de plaques et d'une pile très-faible, chargée d'une solution d'hydriodate de potasse.

Idem les 3, 5, 10, 15 et 17 avril.

Le 20, la tumeur me paraît être parvenue au summum de la guérison; je me refuse à de nouvelles galvanisations.

Depuis cette époque M. P. a continué de se bien porter.

IX.

Ténia (ver solitaire).

Le 20 août 1827, je fus consulté par une femme âgée de 34 à 36 ans, forte, d'une constitution sanguine, qui me dit être marchande de fruit; elle m'apporta dans un gobelet quelques fragmens de ténia lata, et me dit qu'il y avait cinq mois que, pour la première fois, elle avait rendu des portions de ce ruban; que jusque là elle s'était bien portée; qu'il y avait trois mois, elle avait rendu un gros paquet d'un pareil ruban; que depuis cette dernière époque l'appétit lui manquait; qu'il lui semblait que quelque chose l'étranglait; qu'elle avait des étourdissemens, et que presque tous les jours elle éprouvait un *dérangement du corps*, et qu'il sortait chaque fois des parties plus ou moins longues de ruban.

Je l'engageai à faire usage de l'écorce de racine de grenadier. Après en avoir pris un jour et avoir éprouvé de fortes coliques, sans aucun résultat avantageux, la malade ne voulut plus user de ce médicament; je lui proposai alors de

la galvaniser, ce à quoi elle ne se décida qu'a-
vec peine. Elle introduisit dans l'anus une ca-
nule d'argent, et mit dans la bouche un conducteur de même métal ; je mis en communication
ces deux métaux avec les deux pôles d'une pile
très-faible et chargée d'eau acidulée par de
l'acide sulfurique, avec addition d'éther sulfurique : le bain fit éprouver, à la bouche surtout, une sensation assez désagréable pour me
faire craindre que ma peu docile malade ne
plantât tout ça là, comme elle m'en faisait la
menace. A force de complaisances, j'obtins
qu'elle continuât, et par une gradation insensible, je parvins jusqu'à dix degrés de tension ;
à ce point, la malade éprouvait un sentiment de
chaleur très-prononcé dans les intestins ; alors
je lui donnai des commotions modérées qu'elle
supportait avec beaucoup de peine.

Après demi-heure d'opération, elle se plaignit d'une vive colique, à la suite de laquelle
les règles parurent ; elle dit que *ses règles*
avaient devancé; qu'elle ne les attendait que
dans cinq ou six jours ; qu'elle ne savait pas
ce que *cela voulait dire;* qu'elle craignait que
ça ne tournât mal.

J'eus la plus grande peine à rassurer cette

pauvre femme, et surtout à obtenir la promesse qu'elle viendrait me revoir sans tarder.

Le lendemain je reçus sa visite: elle me dit qu'une heure après être sortie de chez moi, l'écoulement du sang s'était arrêté, malgré de violentes coliques qui avaient été suivies d'une abondante évacuation de matières fécales mêlées d'une grande quantité de fragmens de vers qu'elle avait jetés, parce que, disait-elle, *je savais ce que c'était;* que d'ailleurs *elle se sentait à présent dans le paradis.* Je la priai de revenir me voir le lendemain; elle me le promit, mais elle ne tint point sa promesse.

Le bien-être qu'éprouvait cette femme lors de sa dernière visite, devait éloigner de moi toute crainte de suites fâcheuses.

Cependant j'avoue que j'éprouvai de l'inquiétude lorsqu'après un certain nombre de jours je ne vis pas revenir la malade. Au bout d'un mois, l'ayant rencontrée rue Saint-Martin, et m'étant informé de l'état de sa santé, j'appris qu'elle s'était très-bien portée depuis *l'effet de l'opération;* qu'elle ne m'avait pas oublié, et qu'elle viendrait me voir. Elle me dit qu'elle restait passage de l'Ancre et se nommait Mérane ou Mère Anne. Je désirais trop savoir si cette femme rendrait encore des portions de ténia, pour la perdre de vue : aussi je ne tardai pas à me rendre chez elle ; mais, soit qu'elle ait mal indiqué son adresse (je n'ai aucune raison de croire qu'elle en ait eu l'intention), soit que j'aie mal entendu ce qu'elle m'a dit, je n'ai pu découvrir sa demeure ; elle n'est connue de personne dans le passage de l'Ancre.

X.

Épilepsie.

M. de ***, âgé de 19 ans, d'un tempérament bilieux, ayant le ventre gros et tendu, la poitrine étroite et les membres grêles, la peau basanée, ou plutôt jaunâtre, étant d'un appétit presque vorace, et se trouvant dans un état habituel de constipation, me fut présenté par M. son père le 6 avril 1827. J'appris qu'à l'âge de 7 ans il eut, au sortir de table, une violente attaque d'épilepsie, à la suite de laquelle il éprouva un saignement de nez extrêmement abondant.

Un an environ après, M. J. de *** eut, dans le courant d'un mois, trois attaques semblables à la première, à l'exception du saignement de nez. Trois mois étaient à peine écoulés que les attaques se renouvelèrent; depuis lors, M. de *** en a éprouvé constamment de plus ou moins fortes, trois, quatre et même cinq fois par mois, mais à des époques irrégulières. Le développement des facultés intellectuelles de M. J. de *** paraît avoir été arrêté dans sa marche, et l'éducation de ce jeune homme a souffert beaucoup de la faiblesse de l'organe destiné à créer et former la pensée. M. J. de*** était taciturne et mélancolique ; son sommeil était ordinairement très-agité.

Ce malade a été traité par des médecins dignes d'une entière confiance ; et si leurs soins n'ont pu apporter quelque amélioration dans l'état du malade, leur grande expérience, la sagesse qui dirige toutes leurs actions, sont un garant des efforts qu'ils ont faits pour triompher d'un mal dont le nom seul jetait dans le désespoir les parens du jeune homme.

M. de ***, qui depuis trois ans avait renoncé à faire subir à son fils aucun traitement, ayant appris quels avantages on pouvait retirer du galvanisme dans les maladies nerveuses qui ne tiennent pas à un vice organique, reçut avec une vive reconnaissance le conseil que je lui donnai de tenter des commotions galvaniques ; je conseillai ces commotions avec d'autant plus de confiance, que je ne pouvais oublier que je leur devais moi-même l'anéantissement d'une maladie non moins épouvantable, et qui, ainsi que toutes les convulsions possibles, doit être classée dans une même famille.

Il était bien difficile d'assigner à l'épilepsie de M. J. de*** une cause probable ; mais d'après l'état du ventre, de la voracité de ce jeune homme, de la couleur de la peau, etc., je pensai que l'affection cérébrale pouvait n'être qu'un effet de l'état pathologique des organes de la nu- trition.

C'est pour cela que je résolus de diriger les courans galvaniques vers ces organes, à l'aide de l'acupuncture.

Le 12 avril, à trois heures après midi, j'im- plantai une aiguille au sommet de la tête et une autre à l'épigastre. Les deux aiguilles furent mises en communication avec les deux pôles de ma petite pile chargée d'eau, dans laquelle j'avais étendu de l'éther sulfurique.

Le premier quart d'heure fut consacré à un courant simple. Le jeune homme éprouva des picotemens qui excitaient son impatience. Le deuxième quart d'heure, je lui administrai des commotions à peine sensibles. Je ne dépassai point six degrés de tension. Ces commotions le faisaient rire; il paraissait se complaire dans le petit sautillement qu'elles occasionnaient.

Le 14, même opération, mêmes effets; mais au moment où nous allions cesser, M. J. de *** eut une attaque qui commença à deux heures et finit douze minutes après. Pendant ce temps,

tout le corps était dans un état convulsif continuel; la respiration était difficile, stertoreuse;
une quantité considérable de mucosités sortait
de la bouche et des narines; la figure était
gonflée et violacée. L'accès était à peine terminé,
que M. J. de *** vomit son déjeuner (dans les
accès il n'avait jamais rejeté les alimens). Il se
plaignit de mal de tête, et sa physionomie offrait l'aspect de la stupidité.

Le soir, il dîna comme à son ordinaire, mais
il paraissait moins triste que de coutume. Il
passa bien la nuit.

Le 15, à huit heures du matin, accès violent
qui dura de quarante à cinquante minutes.
Après l'accès, M. J. de*** éprouve une évacuation
alvine très-abondante de laquelle il paraît
éprouver du bien-être.

Le 16, galvanisation par le même mode que
le 14. Nous allons jusqu'à vingt degrés de tension. Les commotions fortes mettent le patient
dans une colère que M. son père et moi avons de
la peine à modérer.

Les 17 et 19, galvanisation de même. Pur-
gation spontanée le soir du 19. Le malade semble perdre de sa tristesse; il prend pour boisson
ordinaire une infusion de fleurs d'oranger et

de tilleul, dans laquelle on a fait dissoudre par pinte un gros de nitrate de potasse. Sécrétion d'urine abondante; lavemens à l'eau mélassée matin et soir; nourriture végétale.

Le 21, galvanisation par les mêmes points du corps, à l'aide d'une pile de cinquante élémens ayant chacun cinq pouces de hauteur et quatre pouces et demi de largeur. L'eau de la charge contient un quarantième d'un mélange de trois parties d'acide hydrochlorique et de deux parties d'acide nitrique.

Premier quart d'heure, courant simple gradué de un à dix degrés; à ce dernier degré, sensation d'une vive chaleur. Deuxième quart d'heure, commotions variées de trois à quarante degrés. Ce jeune homme ne peut se contenir; il veut tout briser. Troisième quart d'heure, courant à divers degrés; le jeune de *** se plaint de picotemens brûlans.

Le 22, point de galvanisation. État de bienêtre. Les lavemens procurent d'abondantes évacuations de matières bilieuses fétides; le malade ne mange pas avec autant de voracité qu'autrefois; il dort mieux.

Les 24, 26 et 30, même mode de galvanisation, même régime.

Le 30 au soir, après le dîner, accès d'une ou de deux minutes. Nuit calme.

Les 2, 4 et 6 mai, le ventre n'est plus si gros; il est toujours un peu dur. Galvanisation par application de disques rendus humides par de l'eau contenant une petite quantité d'acide hydrochlorique, placés à l'extrémité des conducteurs.

Le 7, la peau de l'épigastre est parsemée de petits boutons.

Le 8, la peau de cette partie est tuméfiée, rouge et très-douloureuse. Cataplasmes émolliens; même régime; les lavemens occasionnent chaque jour des évacuations alvines assez abondantes.

Le 15, la peau de l'épigastre est revenue à l'état presque naturel.

Le 20, accès de cinq minutes environ; le matin, vers neuf heures, les convulsions sont très-peu marquées; l'oppression est à peine sensible. M. de ˟˟˟ ne rend point de mucosités par la bouche et le nez, il y a seulement un petit crachotement.

Le 23, galvanisation acupuncturale de la nuque à l'hypocondre droit, au-dessous de la dernière fausse côte; même pile, même liquide.

Commotions graduées, quelquefois très-fortes. Après une heure de commotions, courant simple d'une demi-heure, à quinze degrés de tension.

Le 26, M. J. de *** a le teint clair; le ventre n'est plus tendu, la langue est belle; l'appétit est naturel. Il ne prend des lavemens que tous les trois ou quatre jours. Dans l'intervalle, il va à la garde-robe, mais avec des coliques plus ou moins fortes.

Le 31, même état, même régime.

Les 1er, 5, 12 et 15 juin, galvanisation d'après le dernier mode. D'ailleurs, confirmation du bien-être. Suspension de la galvanisation.

Le 25, accès à peine sensible vers huit heures du matin.

Les 26 et 30 juin, 3, 9 et 15 juillet, galvanisation comme la dernière fois; suspension de l'emploi de l'électricité.

Le 20 août, sorte d'étourdissement à midi, avec disposition à se trouver mal; d'ailleurs, continuation du bien-être. Le jeune homme est gai; il cause avec une sorte de facilité; mais la mémoire est *indolente :* telle est l'expression employée par M. son père.

Le 25, départ pour la campagne.

Le 15 septembre je reçois une lettre qui m'apprend que le jeune homme continue à se bien porter, et que le bon état de sa santé paraît avoir surtout une influence marquée sur l'organe de la pensée. Chaque jour il écrit le journal de ce qu'il a éprouvé la veille ; il se plaît à des lectures amusantes ; il fait d'ailleurs beaucoup d'exercice.

Le 2 décembre, M. de *** est revenu de la campagne ; il m'a amené M. son fils, que j'ai trouvé dans un état très-satisfaisant ; j'ai conseillé des bains galvaniques de temps en temps ; et le jeune homme, qui auparavant ne venait chez moi qu'avec répugnance, a paru content de me voir ; il m'a remercié de mes soins avec une expression dont je ne l'aurais point cru encore capable.

Les 4, 18 et 30 décembre j'ai galvanisé M. J. de *** par l'application de disques et non par l'acupuncture.

Le 2 janvier, ce jeune homme a eu le soir, en se couchant, un accès assez fort, d'un quart-d'heure ; mais le lendemain, il n'éprouvait aucun des effets qui se manifestaient jadis après les attaques d'épilepsie.

Le 6 janvier, galvanisation par le mode employé en dernier lieu.

Les 18 et 30 *idem.*

Le 8 février, M. J. de *** continue à jouir d'une apparence de bonne santé (*).

Nota. Avant le 12 avril 1827, M. J. de *** avait de trois à cinq accès par mois : depuis ce jour, M. J. de *** a eu

En 1827 :

Intervalle entre les accès.

Le 14 avril, un accès fort. . . . 48 heures environ.
Le 15, un accès fort. . . . . . . 16 heures.
Le 30, un accès faible. . . . . . 15 jours.
Le 20 mai, un accès moyen. . . 20 jours.
Le 25 juin, un accès à peine sensible. . - . . . . 35 jours.
Le 20 août, un étourdissement. 25 jours.

En 1828 :

Le 2 janvier, un accès fort. . . . 4 mois, 12 jours.

(*) Le docteur Most, médecin à Stadthagen, principauté de Schauenburg-Lippe, a publié une notice sur un établissement consacré au traitement de l'épilepsie par le moyen du galvanisme, et dans lequel on obtient les plus grands succès de l'emploi de ce mode de médication, combiné avec l'usage de remèdes internes et externes. (*Archiv für medizinische et fahrung*, etc., 1825.)

XII.

Tic convulsif d'un côté de la face. Idem d'un des muscles du cou.

Au mois de septembre dernier, M. B., maître de musique, a été soumis à l'action du fluide galvanique à cause d'un tic convulsif de tout le côté droit de la face; les attaques de cette incommodité se renouvelaient plusieurs fois par jour. Les premières applications du galvanisme (19, 21, 22, 23 septembre) ont occasionné des convulsions violentes et plus rapprochées (*).

(*) M. B***, d'une imagination un peu exaltée, et auquel on peut appliquer l'*initia fervent*, était convaincu, dès les premières applications du galvanisme, qu'il guérirait à vue d'œil; et les accès avaient beau être plus forts et plus rapprochés, il prétendait qu'il allait on ne peut mieux. Sa conviction était portée à un tel point, que, me rencontrant un jour près du théâtre du Vaudeville, auquel il est attaché, il m'aborde d'un air empressé et on ne peut plus satisfait, me prend la main, la serre vivement; et, pendant qu'il s'efforce de me témoigner combien il est sensible

Après la galvanisation des 25, 27 et 29, les intervalles ont été plus longs et les accès ont duré moins long-temps; les galvanisations du 2, du 9 et du 10 octobre n'ont amené aucun changement. Le 20 j'ai galvanisé le côté opposé, mais il n'en est résulté aucune modification dans l'état convulsif du côté droit.

Je me proposais, soit d'employer, pour charger la pile, diverses liqueurs que je croyais devoir produire d'heureux effets, soit de mettre en usage l'appareil au moyen duquel le docteur Most (*notizen mus dem gebiete der natur and heilkunde*, 1826) a opéré plusieurs guérisons de tic douloureux et de tic convulsif, lorsque les occupations de M. B., et vraisemblablement

à mes soins, et à *leurs si heureux résultats,* une violente convulsion des muscles du côté droit de la face forme le plus singulier contraste avec les marques énergiques de reconnaissance que ses mains, sa bouche et son cœur me donnent en ce moment. Je ressentis un vif chagrin, en voyant ce brave homme s'abuser d'une aussi étrange manière, et je le quittai, non avec la conviction ou même l'espoir d'obtenir son entière guérison, mais, du moins, avec le désir et la volonté de ne rien négliger pour lui procurer du soulagement.

aussi le non succès des moyens tentés jusqu'a-
lors, sont venus mettre un obstacle à l'exécution
de mon projet (*). Je désire que M. B. reprenne
un peu de courage ; j'ai lieu de croire qu'avec
de la persévérance il aurait obtenu au moins
une grande amélioration. Pourquoi d'ailleurs
serait-il moins heureux que d'autres personnes
qui ont été guéries d'affections analogues à la
sienne (**)?

(*) J'ai éprouvé beaucoup de regret quand les occupations de M. B*** m'ont privé de lui continuer mes
soins ; et cependant je ne puis m'empêcher d'avouer
qu'il m'a rendu un grand service en suspendant le
traitement.

Depuis quelques jours, lorsque j'avais été témoin
de plusieurs de ces accès, les muscles du côté droit
de ma face éprouvaient des mouvemens involontaires
qui simulaient les mouvemens que je cherchais à combattre chez M. B*** ; et je ne doute pas qu'un tic convulsif ne se fût déclaré chez moi, si j'avais eu encore
long-temps occasion de me trouver en présence de ce
malade. Toutefois que la crainte de me faire du mal
ne soit pas pour lui un motif d'éloignement ; il peut
être certain qu'aucune considération personnelle ne
saurait me dispenser de remplir mon devoir.

(**) Mon ami, M. le capitaine Dumoulin, dont les

connaissances sont si variées, et qui se livre spécialement à l'application de la chimie aux arts, m'ayant
consulté pour une crampe ou tic extrêmement douloureux, que madame son épouse éprouvait depuis plusieurs années, dont le siége semblait être au muscle
sterno-cléido-mastoïdien droit, et qui se manifestait
plusieurs fois le jour, nous eûmes recours à la galvano-
puncture. Le muscle malade fut soumis à de fortes
commotions le 19 juin 1827, et, depuis ce jour, madame D*** n'a ressenti aucune atteinte d'une incommodité des plus fatigantes.

J'ai été moins heureux dans le traitement galvanique
que j'ai administré à madame B....n, pour une né-
vralgie ou tic douloureux du muscle occipito-frontal,
dont elle était atteinte depuis plusieurs années.

Madame B*** avait eu recours, et sans aucun succès,
à tous les moyens médicinaux connus, lorsque M. son
mari me pria de la voir.

Après une consultation avec M. Horteloup, attaché
en qualité d'interne à l'Hôtel-Dieu, médecin aussi modeste qu'il est instruit, il fut décidé que l'application
du galvanisme ne pouvant nuire à Madame B***, l'on
essaierait ce moyen. Nous avons fait, du 15 juillet au
9 octobre 1826, dix-huit applications galvano-punc-
turales sans obtenir aucun amendement à la maladie.

Depuis lors, madame B*** a pris des douches qui
l'ont soulagée, ce qui n'avait pas eu lieu, lorsqu'avant
l'application du galvanisme, elle s'était soumise à l'action de la chute d'eau.

Peut-être que la galvanisation aura heureusement
disposé à ce traitement.

Je regrette de n'avoir pas mis en usage des charges médicamenteuses dont j'ai constaté plusieurs fois l'efficacité depuis que madame B*** a été soumise au traitement galvanique. Il est vraisemblable que, même sans recourir à l'acupuncture, madame B*** en aurait éprouvé de bons effets.

XIII.

Entérite chronique.

Cette observation a été rédigée d'après les notes que m'a remises M. Morison Greenfield, un des docteurs les plus honorables de la Faculté d'Édimbourg, médecin des armées britanniques, et médecin de la maison de S. A. R. le duc de Sussex.

En 1818, Mme Morison eut une attaque d'hépatite aiguë dont elle ne tarda pas à être guérie.

En 1820, Mme Morison éprouva une attaque moins forte de la même maladie. Depuis cette seconde attaque jusqu'en novembre 1824, les organes digestifs ont été plus ou moins dérangés.

A cette dernière époque, il se déclara une entérite des plus aiguës dont le siége, à ce que l'on croyait, était au colon. Depuis lors, les dérangemens de l'estomac et des intestins ont été beaucoup plus fréquens, malgré le régime sévère auquel Mme Morison s'était soumise.

Au mois de février 1826, nouvelle attaque d'entérite qui a résisté beaucoup plus long-temps au traitement on ne peut pas plus sage que lui prescrivaient ses médecins. A l'entérite aiguë a succédé une entérite lente qui á duré jusqu'au mois d'octobre 1827.

Depuis 18 mois, appétit entièrement perdu; estomac douloureux et tellement impressionnable, qu'il rejette à peu près toute espèce d'alimens, soit solides, soit liquides; point de sommeil; excessive maigreur; maux de cœur continuels; douleurs vagues dans le bas-ventre; trouble général de toutes les fonctions.

M. le docteur Morison, craignant avec raison qu'un tel état n'eût des suites funestes, crut devoir confier son chagrin à son ami, le docteur Fabré - Palaprat, qui, après avoir examiné avec la plus grande attention la maladie de Mme Morison, jugea que l'impressionnabilité de l'estomac et les douleurs vagues des intestins étaient plutôt un signe de l'état pathologique du système nerveux ou de la sensibilité, que du système hématoïde; que le régime seul serait insuffisant pour le rétablissement de la santé; que l'ingestion de remèdes quelconques dans l'estomac et les intestins, tendrait peut-être à aggraver le mal; qu'une médication externe par bains, frictions, etc., ne pouvait promettre que des résultats incertains, et que le seul moyen qui lui paraissait pouvoir atteindre le but, était d'agir sur le système nerveux d'une manière directe et appropriée à l'état de ce système chez Mme Morison ; en conséquence, il proposa la galvanisation.

M. Morison, qui avait été plusieurs fois témoin des heureux effets de l'application du galvanisme, et qui avait depuis si long-temps été à portée d'étudier toutes les nuances de la maladie de Madame M., se rendit aux raisons de son confrère, et la malade fut soumise au traitement galvanique. Elle avait perdu quelques jours auparavant environ huit ou dix onces de sang, par le moyen de ventouses dont M. Fabré-Palaprat avait ordonné l'application à l'épigastre.

Le 10 novembre 1827, implantation d'une aiguille à la région de l'estomac, et d'une autre vers la deuxième vertèbre cervicale ; le premier quart d'heure, bain galvanique (pile très-petite et chargée doucement); le second quart d'heure, faibles commotions. Le soir même, moins de sensibilité à l'estomac.

Le 11, même état.

Le 12, galvano-puncture de la même ma-

nière. Le peu d'alimens que prend Madame M.
n'est point rejeté; la nuit, léger sommeil.

Le 13, calme, sentiment de bien-être; Madame M. a pris un peu plus de nourriture, et
avec plaisir; évacuation alvine naturelle.

Le 14, galvanisation de l'estomac à la partie
moyenne inférieure de l'abdomen; commotions; moxa infiniment petit par le moyen
d'une aiguille implantée dans la région épigastrique; appétit meilleur; toutes les fonctions se
rétablissent d'une manière remarquable.

Le 15, le bien-être continue.

Le 16, galvano-puncture de l'estomac à la région utérine.

Le 17, apparition des menstrues; suspension
du galvanisme.

Du 17 novembre au 3 décembre, améliora-
tion graduelle de la santé de Mme M.; ce dernier
jour, galvano-puncture; une aiguille à la nuque
et l'autre à l'estomac; légères commotions.

Le 6, la santé marche à grands pas vers son
rétablissement complet; bon appétit, digestion
facile; évacuations alvines naturelles; sommeil
fort bon; forces sensiblement réparées; réappa-
rition de l'embonpoint; galvano-puncture
comme la dernière fois.

Le 13, toujours état excellent de la santé; galvano-puncture de la même manière.

1828. Le 9 janvier, Madame M. a éprouvé des contrariétés qui ont dérangé les fonctions de l'estomac; exaltation de la sensibilité de cet organe; défaut d'appétit; peu de sommeil. La cause des contrariétés ayant cessé, M. Fabré-Palaprat applique de nouveau le galvanisme qui fait disparaître, comme par enchantement, tous les signes de maladie.

Le 16, Madame M. est dans ce qu'elle appelle un état nerveux; elle éprouve du malaise; toutes les impressions qu'elle ressent paraissent se porter principalement à l'estomac; galvanisation; disparition de l'état nerveux.

Le 26, Madame M. est dans un état de bonne santé; mais ayant mangé, un des derniers jours, d'un mets pour lequel elle avait de la répugnance, elle sentit que l'estomac en était affaibli. Elle est galvanisée en présence de M. le docteur Morgan, médecin de l'ambassade d'Angleterre, ami de M. Morison, et qui avait déjà donné des soins à la malade. Rétablissement des forces digestives.

Depuis que l'on a éloigné les époques de la galvanisation, Madame M. a pris quelquefois des pilules laxatives.

Le changement qui s'est manifesté dans l'état de Madame M. a été tellement remarquable, que si M. Morison n'avait suivi la marche de la maladie et des différens traitemens, jour par jour, depuis plusieurs années ; s'il ne connaissait parfaitement la constitution physique et morale de Madame M. ; s'il n'avait observé lui-même tous les effets que le galvanisme a produits chez elle, il aurait de la peine à croire à une action médicatrice aussi extraordinaire que celle qu'a produite dans cette circonstance le fluide galvanique, et à un si prompt rétablissement de l'équilibre des forces qui maintiennent la vie : aussi est-ce avec un sentiment de profonde conviction qu'il écrit cette note, et qu'il la remet à M. Fabré-Palaprat pour qu'il l'insère dans son ouvrage sur le galvanisme (*).

(*) M. Théodore Beauvais, ayant été témoin de l'heureuse application du galvanisme à quelques maladies, et notamment à celle du jeune F*** (obs. 4), se soumit à l'action de la pile, pour apporter au moins du soulagement à l'état vraiment déplorable dans lequel le mettaient, depuis plusieurs années, des spasmes extrêmement douloureux et presque continuels de l'estomac, auxquels l'on avait en vain opposé les moyens médicaux les plus rationnels.

Au moment où je me disposais à rédiger l'observation relative à la maladie de M. B***, un de ses amis m'a communiqué une lettre qu'il en avait reçue au sujet du traitement galvanique dont il a obtenu un succès auquel il était loin de s'attendre.

Comme cette observation exigerait de très-longs détails, et qu'elle trouvera sa place ailleurs, je me bornerai à donner ici l'extrait de la lettre dont je viens de parler.

..... « A la suite d'une maladie d'estomac, qui avait
» été peut-être aggravée par le traitement, je m'étais
» trouvé dans un état spasmodique tel, que je ne pou-
» vais presque plus digérer; j'étais incapable de rien
» entreprendre, et la moindre occupation me faisait
» trouver mal. J'avais des étouffemens continuels et
» une contraction nerveuse au creux de l'estomac. Il s'y
» formait sans cesse des gaz en abondance. J'étais at-
» teint d'une mélancolie excessive. Dans cet état je
» vins à Paris, et M. Fabré-Palaprat, médecin de ma
» famille, me soumit à un traitement galvanique.

» La galvanisation a détruit chez moi, dès les premières
» séances, les accidens nerveux et spasmodiques aux-
» quels j'étais sujet; je ne me suis plus trouvé mal; j'ai
» pu digérer les alimens et même avec beaucoup de fa-
» cilité, et j'ai repris mes occupations : mon estomac
» est parfois paresseux, et des gaz s'y forment encore
» abondamment, etc. Je me propose, pour me débar-
» rasser de ces hôtes importuns, de réclamer auprès de
» M. Fabré-Palprat le bienfait des commotions galva-
» niques, dont j'ai déjà tant de raisons de me louer, etc. »

XIV.

Monomanie homicide.

J'aurais désiré pouvoir insérer ici l'histoire d'une monomanie homicide digne de la plus grande attention , et que je traite en ce moment par la galvanisation.

Quoique j'aie à craindre le reproche d'avoir trop multiplié mes observations (*), je me fe-

______

(*) Dans la crainte de rendre ce livre trop volumineux, je supprime quelques autres observations que je m'étais proposé d'y insérer, relatives *à la goutte*, *au rhumatisme*, *à l'asthme*, *aux paralysies*, *aux dérangemens des organes digestifs*, *à la suppression des règles*, etc. , observations qui prouvent combien le galvanisme produit, en général, d'heureux effets dans ces maladies.

M. Labeaume ayant consigné , tant dans son traité que dans l'appendix, plusieurs observations à ce sujet, je crois devoir y renvoyer le lecteur.

Toutefois, et voulant me rendre à l'invitation que m'a faite l'amiral sir Alexandre Cochrane, d'insérer dans cet ouvrage une note relative à un asthme des plus intenses dont il était atteint , et au mode de traitement que j'ai mis en usage pour le combattre, « afin (d'après » ses expressions) de faire connaître aux personnes souf- » frantes d'une semblable maladie, le moyen efficace

rais un devoir de présenter le tableau de cette maladie avec les plus grands détails, si le traitement était terminé. Je trouverais peut-être mon excuse dans l'intérêt que doit nécessairement inspirer une affection de cette nature; affection trop méconnue, et qui devrait plutôt exciter la sollicitude des magistrats que la sévérité des juges.

En attendant la publication de l'ouvrage où sera consigné tout ce qui est relatif à cette maladie, et au traitement par le moyen duquel elle a été combattue, je vais en donner un aperçu le plus succinct possible.

Madame C., âgée de 33 ans, d'un tempérament lymphatico-sanguin, grande, forte, bien constituée, d'une figure agréable et d'une physionomie pleine de bonté, enfin d'un caractère très-doux et porté à la gaîté, est mariée depuis quatorze ans. L'union la plus intime a constamment régné entre elle et son époux.

Ayant eu le malheur d'aller dans un cabinet

» auquel il doit la santé», j'en donnerai un court exposé à la suite de la XIVe observation ; je joindrai à cet exposé une note sur une guérison de surdité, qui vient d'être opérée par le moyen du galvanisme, chez un ami de l'amiral.

où l'on montre des figures de cire, madame C. y est vivement frappée à l'aspect d'une tête représentant celle de *Papavoine*. Dès cet instant elle devient morose, taciturne et fuit la société, même de ses meilleurs amis ; elle perd bientôt le sommeil et l'appétit ; elle ne rêve que poignards et assassinats.

Chaque fois que son mari se rase en sa présence, elle éprouve le besoin de se saisir d'un rasoir et de le frapper avec cet instrument ; la manie homicide devient tellement impérieuse, qu'après plusieurs jours de combats entre l'attachement qu'elle porte à M. C. et la force qui l'entraîne (je n'ose pas dire vers le crime), elle sent qu'elle ne peut plus résister!!.. Mais prête à succomber, elle a le courage de le déclarer. Elle supplie tout ce qui l'entoure de ne pas la quitter un seul instant. Elle sollicite à genoux la plus rigoureuse surveillance.

Dans cet état madame C. est confiée aux soins de M. le docteur Ségalas, agrégé à la faculté de médecine de Paris, qui, après avoir mis en usage le traitement le plus rationnel, et tel qu'on était en droit de l'attendre d'un médecin aussi éclairé, finit par l'envoyer à la campagne.

La maladie résistant aux moyens physiques

et moraux les plus puissans, qui sont mis en usage, madame C. est ramenée à Paris.

Une parente de cette dame vient réclamer mes conseils, et la conduit chez moi. Je reconnais une affection des plus graves de l'organe encéphalique, et qui peut faire craindre les suites épouvantables que signale elle-même la malade.

Je pense que l'application du galvanisme n'a jamais été mieux indiquée.

Mais avant de prescrire aucun mode de traitement, je demande (*d'après une loi que je me suis imposée et à laquelle je resterai toujours fidèle*), je demande à me consulter avec le médecin qui avait déjà donné des soins à madame C.

Dans la réunion qui a lieu à ce sujet entre M. Ségalas et moi, nous jugeons que le galvanisme est le moyen le plus efficace pour opérer, dans l'organe cérébral, un ébranlemeut éminemment utile ; et, par suite de cette consultation, je soumets madame C. à l'action de la pile. Dès la première séance il s'opère un changement inespéré dans ce que la malade appelait *ses idées de mort.*

Le penchant, pour ainsi dire, irrésistible à égorger celui qu'elle chérit le plus, a fait place à de douces émotions de l'âme. Madame C. verse des larmes abondantes qu'elle dit être *des lar-mes de bonheur;* sa tête ne lui paraît plus pesante. Après de courts intervalles de méditations, elle répète souvent ces mots : « *Non, non! les* » *rasoirs ne me font plus rien, pas plus qué Pa-* » *pavoine et Irène.* » (Pièce jouée au Cirque-Olympique et qui avait fait aussi sur madame C. la plus déplorable impression.)

Le lendemain madame C. croit pouvoir retourner à ce théâtre, mais elle en revient triste, taciturne, abattue; elle craint de rester seule; elle éprouve des vertiges. Elle croit à chaque pas qu'elle va faire une chute.

Galvanisée le jour suivant, il lui semble, dit-elle, *que le noir s'écoule à mesure que les commotions ont lieu.* Le reste de la journée elle se trouve assez bien; elle est beaucoup moins triste qu'avant la séance.

Vingt-quatre heures après, madame C. est soumise de nouveau à l'influence du fluide; elle reçoit de fortes commotions; le bien qu'elle en ressent lui donne une gaîté qui continue les deux jours suivans.

Après la cinquième séance de galvanisation, madame C., *se sentant tout autre,* veut aller essayer encore d'une représentation d'*Irène*, convaincue que *cela ne lui fera rien, tant elle sent que sa tête est devenue forte*. Malgré mes conseils, elle se rend au Cirque ; mais le spectacle ne produit sur elle aucune de ces funestes impressions qui s'étaient fait remarquer les deux premières fois.

De la sixième à la dixième séance, la guérison a fait des progrès extrêmement remarquables ; et l'ensemble de l'état de madame C. permet d'espérer qu'avant peu elle sera même à l'abri d'une rechute.

XV.

Asthme (*).

L'amiral sir Alex. Cochrane éprouvait, depuis plusieurs années, une oppression intolérable lorsqu'il se livrait au moindre exercice ; il ne pouvait marcher sur un plan tant soit peu élevé sans être presque suffoqué, et il était nécessaire qu'on le portât lorsqu'il s'agissait, surtout, de monter un escalier. — Il ne pouvait rester couché que sur le côté gauche. — Il ne se procurait même un léger sommeil (interrompu, d'ailleurs, à chaque instant, par l'état spasmodique de la poitrine) qu'en fumant plusieurs fois dans la nuit du *datura-stramonium*. Depuis long-temps la transpiration ne se manifestait plus d'une manière sensible, et la sécrétion de l'urine se faisait avec une lenteur inquiétante. — L'amiral avait en outre beaucoup maigri, quoiqu'il eût conservé son appétit. — Tel était, en abrégé, l'état dans lequel il se trouvait lorsqu'il m'a consulté.

____

(*) *Voyez* la note de la page 195.

L'application du galvanisme me paraissant essentiellement indiquée, j'ai proposé ce moyen médical : mais les traitemens nombreux auxquels on avait eu recours pour faire cesser un état aussi pénible ayant constamment échoué, l'amiral craignait que la galvanisation fût également infructueuse : aussi aurait-il eu, peut-être, de la peine à s'y soumettre, s'il n'y eût été engagé par M. le docteur Ch. Greville (de Bath) qui était à cette époque à Paris.

J'ai administré, chaque jour, un bain galvanique par courant et par commotions (la batterie que j'employais était de moyenne force).

La première nuit qui a suivi le premier bain (19 février 1828) l'oppression a été moindre.

La deuxième nuit, l'amiral n'a fumé qu'une fois du stramonium.

Les troisième, quatrième et cinquième nuits, il n'a également fumé qu'une fois, et seulement, disait-il, par précaution.

Depuis lors, et malgré ses 70 ans, il a eu un sommeil de plus en plus réparateur ; il se couche indifféremment sur les deux côtés ; il dort également bien dans l'une et l'autre position ; il ne se réveille que deux ou trois fois chaque nuit pour l'émission de l'urine, dont la sécrétion s'opère actuellement comme avant qu'il tombât malade.

L'amiral fait de longues courses à pied; il monte des escaliers même élevés, sans éprouver de l'oppression; il a repris de l'embonpoint. En un mot, toutes ses fonctions se font parfaitement bien. Il lui semble qu'il a acquis une nouvelle existence.

Quelques bains galvaniques ont suffi pour opérer un rétablissement aussi remarquable, et qui vraisemblablement se consolidera chaque jour davantage, si, comme il en a pris la résolution, l'amiral a le soin de recourir, de temps à autre, au précieux moyen qui lui a rendu, pour ainsi dire, la vie (*).

P. S. Avant d'envoyer cette note à l'impres-

(*) *Nota.* Durant chaque bain galvanique, il survenait chez l'amiral une toux, quelquefois violente, résultant vraisemblablement d'une abondante sécrétion de mucus, produite par l'excitation galvanique.

J'ai observé le même phénomène (accompagné souvent d'une très-grande oppression), chez la plupart des personnes affectées d'asthme, que j'ai traitées par la galvanisation.

sion, et pour éviter toute erreur, j'ai cru devoir profiter d'une visite que m'a faite l'amiral, accompagné de mon honorable confrère M. le docteur Roberton, pour leur en donner lecture; elle a été reconnue parfaitement exacte.

XVI.

Surdité.

M. Wright, colonel au corps royal du génie, au service de S. M. britannique, ayant accompagné chez moi sir Alex. Cochrane, pour assister à une séance de galvanisation, m'a consulté au sujet d'une surdité de l'oreille gauche, qu'il disait absolue. Divers essais que nous avons faits ne m'ont point permis de douter de l'existence de cet état maladif, dont la cause m'a paru difficile à déterminer, mais qui depuis long-temps avait été jugé incurable.

J'étais loin de croire qu'un tel jugement (confirmé, d'ailleurs, par vingt ans de permanence du mal), était susceptible d'être cassé. Et si j'ai dirigé un courant galvanique dans l'oreille où l'audition n'avait point lieu, c'était moins pour déclarer la guerre à un ennemi qui me semblait inattaquable, que pour chercher quelle différence pouvait exister entre les degrés de sensibilité de chaque oreille.

Après une demi-heure de commotions galvaniques, portées graduellement au maximum de ma batterie n° 4, chargée au 50° d'acide nitro-hydrolorique, M. Wright a pu distinguer le bruit qui se faisait à l'entour. Enfin il a entendu parfaitement différens sons, et notamment celui qui provenait du choc de deux pièces de cinq francs.

Le colonel et moi avons pris les précautions les plus minutieuses, pour obtenir la certitude que l'audition avait lieu par l'oreille gauche : et c'est après avoir acquis la conviction que la faculté d'entendre s'était manifestée dans les nerfs de ce côté, depuis si long-temps paralysés, que M. Wright m'a prié de continuer à lui administrer le galvanisme.

A chaque séance l'audition a été plus prononcée. M. le docteur Morison Greenfield, qui a assisté à une de ces séances, s'est réuni à moi pour s'assurer si l'audition avait réellement lieu par cette oreille ; et après plusieurs expériences décisives, il a partagé notre conviction.

N'ayant pas le temps de donner ici une description de la maladie de M. Wright, d'en rechercher la cause, d'en suivre la marche, etc., ainsi que d'étudier les effets des divers traitemens qui ont été mis en usage, je vais me borner à donner la traduction *littérale* d'une note que vient de me remettre à ce sujet le colonel.

« M. Wright, etc., a été pendant quelque
» temps sujet à un degré considérable de sur-
» dité des deux oreilles; et pendant une période
» de plus de vingt ans, l'audition d'une de
» ses oreilles a été entièrement détruite. Une
» oreille, en guérissant, a semblé dévorer, à
» mesure, la faculté entendante de l'autre. La
» circonstance maladive avait son origine dans
» diverses causes, telles, entre autres, que le
» bruit du canon (M. Wright était dans l'ar-
» tillerie); l'exposition brusque et souvent re-
» commençante à l'intempérie et aux change-
» mens soudains de l'atmosphère et du climat;
» des attaques répétées de fièvres de mauvaise
» nature, et une attaque de fièvre jaune, pen-
» dant plusieurs années de résidence dans les
» Indes occidentales, etc.

» Il a consulté beaucoup de médecins qui ont
» déclaré son mal incurable. Il a consulté en-
» suite le docteur Fabré-Palaprat, et sur son
» ordonnance, il a essayé l'opération galva-
» nique.

» Le premier essai a été suivi de l'important
» et inattendu résultat suivant : c'est-à-dire
» que dans l'oreille où l'audition avait été au-

» paravant totalement détruite, un change-
» ment très-perceptible s'est manifesté; ainsi,
» par exemple, le son de deux pièces de métal,
» frappées ensemble à quelques pouces de l'o-
» reille affectée, a été bien évidemment entendu
» dans un degré apparent, et l'audition s'est
» conséquemment améliorée. Ces effets devien-
» nent tous les jours de plus en plus percepti-
» bles, sous l'opération du galvanisme, etc. »

DU GALVANISME,

PAR

M. LA BEAUME.

AVANT-PROPOS

DE L'AUTEUR.

Il y a environ sept ans que je publiai mes
« Observations sur les propriétés de la pompe à
» vapeur et des bains de vapeur pour la guéri-
» son de la goutte, du rhumatisme, de la para-
» lysie, etc. », et plus tard, mon « Traité sur
» l'efficacité médicale de l'électricité dans les
» maladies chroniques, avec des remarques
» accidentelles sur le galvanisme. » A cette
époque, j'annonçai mon intention de publier
un coup d'œil concis sur le galvanisme et son
utilité médicinale dans un volume séparé.
Mais j'ai été depuis tellement occupé par les
devoirs de ma profession, qu'il ne m'a pas été
possible d'effectuer mon dessein jusqu'à ce moment, malgré les nombreuses demandes que
l'on m'a faites d'un pareil ouvrage, et qui auraient dû stimuler mes efforts pour le compléter.

On trouvera dans les pages suivantes une

courte esquisse de l'histoire, de la philosophie
et de l'efficacité médicale du galvanisme; elles
mettront les personnes qui ne connaissent point
ses propriétés extraordinaires, à même de se
faire une idée précise de son action chimique et
de son utilité médicale dans une certaine classe
de maladies, appelées maladies chroniques.
Comme il existe, même dans ce siècle de lumières, un grand préjugé contre les remèdes
non usités dans la pratique ordinaire, je me
propose de démontrer que le galvanisme n'est
point un remède empirique ou inutile, mais
bien un agent puissant; et que, lorsqu'il est
judicieusement employé comme moyen curatif,
il peut produire les effets les plus avantageux,
les plus héroïques.

COUP D'ŒIL

SUR

LE GALVANISME,

La science du galvanisme est une des branches de la physique; et le fluide ou agent galvanique est cette espèce, cette modification de l'électricité qui est développée par le moyen de la chimie. Ce fut par l'épouse de Galvani, professeur d'anatomie à Bologne, que l'électricité animale ou métallique (chimique) fut découverte, par hasard, en 1791. Quelques grenouilles qui venaient d'être écorchées, se trouvaient sur la table près d'une machine électrique, dans le laboratoire du professeur (1). L'appareil

---

(*) L'exposé historique présenté par M. Labeaume, n'est pas conforme à ce que nous savons sur la découverte du galvanisme.

Le professeur de Bologne avait, n'importe pour quel

ayant été mis en mouvement, une des personnes qui étaient auprès, toucha avec la pointe d'un scalpel, et sans la moindre intention, les nerfs cruraux d'une des grenouilles qui était la plus proche du conducteur principal, et s'aperçut que les muscles du membre éprouvaient instantanément une forte convulsion. Galvani, ins-

---

motif, accroché par les nerfs lombaires à un fil *de laiton* une grenouille dépouillée; il avait fixé le fil au balcon *en fer* d'une croisée; chaque fois que l'agitation de l'air poussait les cuisses de l'animal sur le fer du balcon, elles entraient en convulsions.

On ne connaissait pas alors l'action électro-motrice que produit le contact de deux métaux différens, ou du moins on n'en avait encore fait aucune application: aussi Galvani ne tint-il aucun compte de la présence du fil de laiton et de la nécessité de son contact avec le fer pour qu'on pût obtenir des mouvemens convulsifs dans les muscles de la grenouille. Il crut voir dans ce phénomène celui qui a lieu lors de la décharge d'une bouteille de Leyde; il considéra les nerfs comme contenant du fluide vitré, et les muscles comme contenant du fluide résineux; et il conclut que les mouvemens mus_culaires provenaient de la réunion de ces deux fluides mis en communication par le métal du balcon.

Volta, dont les observations nous ont conduit à de si grands résultats, prouva bientôt qu'il en était autrement; que le phénomène annoté par Galvani avait pour

truit de cette circonstance remarquable, répéta l'expérience ; il obtint le même résultat, ce qui sembla confirmer l'hypothèse qu'il avait formée auparavant, savoir que le mouvement musculaire dépend de l'électricité. Cet homme

---

cause le contact du laiton et du fer, et que sans ce contact il n'aurait pu y avoir de commotions.

Je ne parlerai point des discussions qui ont eu lieu à ce sujet entre Galvani, Volta et plusieurs autres savans. Une telle relation serait étrangère à cette note, uniquement consacrée à la rectification de ce qui a rapport à la découverte de l'agent galvanique.

Cette rectification est bien peu importante sans doute ; mais puisqu'il s'agit d'un fait historique, j'ai cru devoir le rapporter tel qu'il s'est passé.

J'aurais peut-être aussi à rectifier, quelques autres erreurs, et à réparer quelques omissions qui ont échappé à M. Labeaume, notamment au sujet de divers auteurs : mais comme ce travail ne pourrait être que de simple érudition et de théorie, et qu'il n'a point de rapports essentiels avec l'application du galvanisme à la médecine (qui est le seul but que je me sois proposé en publiant cet ouvrage), je me borne à donner la traduction du texte sans y ajouter de nouvelles remarques.

Les notes que l'on trouvera au bas de quelques-unes des pages suivantes appartiennent à M. Labeaume.

de génie fit ensuite plusieurs expériences sur les grenouilles, et il en conclut qu'il y a dans tous les animaux une électricité inhérente, capable d'exciter le mouvement musculaire par l'application de métaux dissemblables sur les différentes parties du corps. De là vient que la science de l'électricité animale ou métallique, ainsi que du fluide, a été appelée galvanisme. Aussitôt que Galvani eut fait connaître ses découvertes, plusieurs philosophes, entre autres Valli, Fowler, Fabroni, etc., firent des recherches sur ce nouveau phénomène. Ces recherches confirmèrent le fait déjà observé, savoir, que le galvanisme possède la propriété particulière d'exciter les nerfs. Sultzer, écrivain allemand, fut le premier qui remarqua les effets produits sur la langue, par deux métaux dissemblables lorsqu'ils sont mis en contact, et qui font éprouver un goût acidule. Cette découverte prouva l'influence du principe galvanique sur les nerfs du goût, et quelque temps après son effet sur les nerfs optiques, en produisant des éclats de lumière. Des observations semblables furent faites par d'autres personnes, qui obtinrent les mêmes résultats ; et cette application de deux métaux dissemblables est ce qui constitue la propriété *simple* du galvanisme (*).

La découverte de la propriété *composée* du galvanisme est due au professeur Volta de Pavie. Elle a eu lieu en 1800. Volta construisit une pile métallique, à laquelle on a donné son nom, laquelle consiste en une série indéterminée de disques d'argent et de zinc, entre lesquels on place des cartes rondes de moindre dimension et mouillées avec de l'eau. En touchant les deux extrémités de cet appareil avec les doigts, Volta éprouva un choc semblable à celui de l'électricité; d'où

(*) Les personnes qui désireront répéter ces expériences peuvent s'y prendre ainsi : placez un schelling (une pièce d'un fr.) sur la langue et une pièce ronde de zinc sous la langue; mettez ensuite leurs bords en contact et vous sentirez le goût acidule.—Ayez deux bâtons, l'un de zinc et l'autre d'argent, environ de la grosseur d'une plume à écrire et de six pouces de longueur. Placez un des bouts du bâton d'argent au coin de l'œil près de la tempe, et l'un des bouts du bâton de zinc au coin opposé de l'autre œil ; amenez ensuite en contact les deux autres bouts, et vous apercevrez un léger éclair de lumière.

Cette manière d'exciter les nerfs optiques a été recommandée par le célèbre docteur Darwin, pour la guérison de l'amaurosis, ou aveuglement nerveux.

14

il conclut que l'électricité et le galvanisme sont identiquement une même chose. Volta construisit aussi un autre appareil galvanique, qu'il appela *la couronne des tasses*, mais qui ne donna pas un résultat aussi puissant que sa pile. Quoique les observations subséquentes de Volta détruisissent la théorie de Galvani, néanmoins il soutint que l'influence galvanique agissait immédiatement sur le système nerveux. Les expériences de Nicholson et de Carlisle sur la pile voltaïque prouvèrent que ses deux extrémités étaient dans des états différens et opposés d'électricité ; que celle de zinc était positive et produisait l'oxigène, et que celle d'argent était négative et donnait l'hydrogène. Au moyen de cet appareil ces savans décomposèrent l'eau ; et l'hydr. qu'ils en obtinrent, étant mêlé avec une égale portion d'air commun, fit une explosion lorsqu'on les mit en contact au moyen d'un fil conducteur.

Fourcroy, Vauquelin, Tromsdorf et autres mirent en état de déflagration des feuilles d'argent, d'étain et d'autres métaux, et Biot et Cuvier soutinrent que l'air se désoxigénait lorsqu'on enfermait la pile dans un petit espace.

Le célèbre chimiste Cruickshanks de Woolwich , non seulement confirma les découvertes de Nicholson et de Carlisle, mais encore réussit à décomposer les *sels neutres,* etc. ; il démontra que, sans oxigène, aucun fluide ne peut servir de conducteur à l'influence galvanique, et que la pile elle-même perd son action dans le vide. C'est aussi à ce savant que nous sommes redevables de l'appareil très-puissant appelé batterie galvanique, qui consiste en une auge ou un baquet en bois dans lequel on arrange une série de disques de zinc et de cuivre cimentés ensemble et placés perpendiculairement à des distances égales, formant plusieurs cellules séparées, qui, après avoir été presque remplies d'acide minéral délayé, développent un courant puissant de fluide galvanique. C'est ainsi que du simple cercle de deux métaux dissemblables et du pouvoir de la pile voltaïque, augmentée par l'interposition de l'eau pure, nous arrivons à l'immense force de la batterie galvanique, excitée par une addition d'acide minéral ; c'est par ce moyen que le docteur Henry décomposa les acides sulfurique et nitrique, l'ammoniaque, etc., et que sir Humphry Davy acheva ses plus grandes opérations chimiques.

Sans m'arrêter aux nombreuses expériences et aux spéculations des chimistes du continent, qui ne sauraient intéresser la généralité de mes lecteurs, je parlerai maintenant des brillantes découvertes de sir Humphry Davy, qui lui ont justement acquis la réputation d'être le premier chimiste de ce siècle.

En 1806, sir Humphry Davy communiqua à la Société Royale un détail des expériences galvaniques au moyen desquelles il obtenait l'oxigène et l'hydrogène de l'eau pure et décomposait les substances salines. De ces expériences il déduisait ce fait important, savoir : « Que le » galvanisme avait le pouvoir de contrarier, » et même de changer les effets des affinités chi» miques. »

L'année suivante, sir Humphry Davy fit connaître à la même Société qu'ayant décomposé la potasse et la soude, il avait trouvé que leur base est métallique ; que les alkalis sont des oxides de métaux, et qu'au moyen de la force galvanique il obtenait la recomposition de ces alkalis, ainsi que de diverses terres. Ces merveilleuses communications et les expériences des chimistes du continent engagèrent M. Children de Tonbridge, à chercher une plus grande

force galvanique, en augmentant les surfaces
des disques ainsi que le nombre des baquets,
sur le principe de la batterie élémentaire. Par
ce moyen, Woollaston décomposa aussi des alkalis et des terres alkalines, enflamma un fil de
platine (de six pieds de long et d'une grande
épaisseur) et mit ce métal en fusion, aussi bien
que l'osmium et l'iridium. La grande batterie
de l'Institution royale, qui fût faite environ à la
même époque, et qui était composée de deux mille
couples de disques, ayant une surface égale à
cent vingt-huit mille pouces carrés, mit promptement en fusion le platine, le quartz, le sa-
phir, la magnésie, la plombagine et le
charbon de bois, et évapora complétement
le diamant. Telle est la force de cet agent
qui a su à peine fixer l'attention de la généralité
des hommes, qu'un hasard favorable fit découvrir, et par le moyen duquel le génie humain peut produire des effets en chimie auxquels on n'arriverait par aucun autre moyen
connu.

LOIS GÉNÉRALES

auxquelles le galvanisme est soumis.

1° Deux métaux dissemblables et un fluide interposé, ou deux fluides dissemblables et un métal interposé, sont nécessaires au développement de l'influence galvanique. Voilà ce qui constitue la simple force galvanique; il en faut une série pour former la pile ou batterie. Sir Humphry Davy observa que le charbon de bois a, comme les métaux, la propriété de former une combinaison galvanique avec deux fluides; et Galvani, Aldini et d'autres savans ont prouvé que les nerfs et les muscles des animaux morts peuvent être excités sans le secours des métaux. Que les combinaisons qui contribuent à l'entretien de la vie soient effectuées par le contact de substances et de fluides dissemblables chez les animaux, cela est probable, quoique nous ne soyons pas encore arrivés à un degré assez positif de connaissance de l'organisation animale et des principes de la vie pour le prouver (*). Quelques philosophes pensent que le

____

(*) « Humbolt a prouvé qu'on peut exciter des con-

cerveau lui-même est une espèce de batterie galvanique, dans laquelle l'influence nerveuse est engendrée particulièrement, et à l'aide d'un conducteur intermédiaire (les nerfs) est transmise dans toutes les parties du corps. D'autres soutiennent que le fluide nerveux et le fluide galvanique sont identiquement les mêmes (quoique différemment développés), à cause des effets semblables produits par leur influence sur les fonctions vitales; et les nombreuses expériences faites sur la huitième paire de nerfs de divers animaux viendraient à l'appui de cette opinion (*). Dans les expériences que j'ai récemment faites pour augmenter la puissance de la pile galvanique, j'ai découvert qu'une certaine quantité de mercure combinée avec les disques de zinc, en augmente considérablement la force; quoique ce fait paraisse un peu en contradiction

---

» tractions dans un animal, en plaçant les nerfs et les
» muscles dans certaines positions à l'égard les uns des
» autres, sans employer aucune substance métallique.
» C'est d'après ce principe que l'on a formé une pile
» composée de couches alternatives de fibres musculaires
» et de portions de cerveau, séparées par un corps po-
» reux trempé dans de l'eau salée. »

(*) Voyez dans le journal de l'Institution royale, un excellent mémoire du docteur Hastings.

avec les lois du galvanisme, en ce qui a rapport à son excitation par deux métaux dissemblables.

2° Le fluide galvanique passe à travers quelques corps et quelques fluides, et non à travers quelques autres ; c'est-à-dire à travers les conducteurs de l'électricité, tels que le charbon de bois, la chair musculaire, l'eau, le sang, etc., et non à travers les non-conducteurs de l'électricité, tels que les oxides de métaux et le carbone, les gaz, le périoste, le poil, l'épiderme, etc.

3° Le fluide galvanique exige un contact parfait des conducteurs avec les deux pôles de la pile pour former le circuit de communication. Il n'en est pas ainsi du fluide électrique, qui peut franchir un espace (moyen) dans lequel a lieu l'interruption de son cours.

4° L'action galvanique se manifeste instantanément à une distance immense. La rapidité avec laquelle cet agent se meut est vraiment étonnante. Le docteur Watson fit passer l'électricité à quatre milles de distance à travers l'embouchure de la Tamise, dans un seul instant, et Aldini transmit le fluide galvanique de la jetée de l'ouest au Fort-Rouge à Calais, avec une égale rapidité, au moyen de la puissance conductrice de l'eau.

5° Le pouvoir du fluide galvanique sur le

corps animal est proportionné au *nombre* de disques métalliques employés pour son développement, et ses effets sur les métaux et les autres substances sont en raison de la grandeur et des surfaces des disques. Ainsi, cent paires de petits disques seront d'une plus grande efficacité dans le galvanisme médicinal que cinquante paires de disques d'une dimension quatre fois plus grande.

DIFFÉRENTES THÉORIES

du galvanisme.

Le galvanisme a donné naissance à diverses théories. Quelques physiciens ont rapporté le phénomène galvanique à une action électrique; d'autres à une action chimique. On a considéré la dernière hypothèse comme la plus probable, parce qu'elle explique d'une manière satisfaisante l'excitation de la pile galvanique par l'action de l'acide délayé décomposant les surfaces métalliques et développant ainsi le fluide galvanique. On a aussi remarqué que la pile galvanique est un appareil tout à la fois *électrique* et *chimique*. C'est ce qui paraît résulter des expériences de Singer, de De Luc et de Children. Cette hypothèse a aussi la haute sanction de sir Humphry Davy, car il pense que les deux actions, l'électrique et la chimique, sont nécessaires à l'excitation de la pile galvanique.

Les différences entre le galvanisme et l'électricité consistent : 1° dans leur développement, 2° dans leur état, 3° dans leur action, 4° dans leurs effets.

1° Le développement du fluide électrique s'obtient par la friction *mécanique;* celui du fluide galvanique par son action *chimique.*

2° Le fluide électrique existe dans un état *élastique* à *un très-haut degré*, et ses particules sont dans un état de *forte répulsion* les unes à l'égard des autres, et nullement disposées à former une union permanente avec les autres corps. Le fluide galvanique, au contraire, a une *forte tendance* à former de nouvelles combinaisons; et cette tendance, comme l'observe sir Humphry Davy, est tellement puissante, qu'elle rompt quelques-unes des plus fortes affinités chimiques. On peut comparer l'électricité à un agent dans un état de grande *dissolution* (de grand *délayement*) ou *expansion*, et le galvanisme à un agent dans un état de grande *concentration* et de *tension*. On a comparé la première à la flamme d'une chandelle, et le second à la flamme d'une lampe alimentée par un courant d'air rapide (un chalumeau, par exemple).

3° Le fluide électrique, dans son action immédiate, occasionne une *grande commotion* lors de son passage d'un corps à un autre, ses particules se repoussant mutuellement ; le fluide galvanique, au contraire, entre plus facilement dans les corps, et sans créer *aucune* commotion, à cause de sa tendance à former de nouvelles combinaisons.

4° Le fluide électrique est plus puissant dans ses effets *immédiats* que dans ses derniers résultats ; le fluide galvanique au contraire est plus puissant dans ses *derniers* résultats que dans ses effets immédiats ; d'où l'on déduit la supériorité de l'énergie médicinale du galvanisme. C'est aussi de ce fait important qu'est venue l'idée que là où l'électricité *finit* le galvanisme *commence*.

EMPLOI MÉDICAL

du galvanisme.

C'est aux professeurs Galvani, Aldini et autres physiciens et médecins du continent, qui furent les premiers à l'introduire, que nous devons la connaissance des usages médicaux du fluide galvanique. Les nombreuses expériences faites sur les animaux morts et vivans ont

prouvé que le galvanisme a une influence particulière sur les systèmes nerveux et musculaire,
d'où l'on a conclu que cette puissance colossale
doit posséder en elle quelque influence sanitaire
et énergique sur les actions des êtres vivans
dans l'état de maladie, et peut opérer des guérisons, ou apporter du soulagement dans les
maladies des nerfs. Plusieurs essais ont confirmé
cette opinion, et de nombreux exemples en ont
depuis assuré l'efficacité dans ces maladies aussi
bien que dans plusieurs autres infirmités. On a
fait usage du galvanisme non-seulement pour
guérir des malades, mais encore pour rappeler
à la vie ceux qui paraissaient l'avoir perdue,
et dans ces derniers cas on a trouvé que le galvanisme était la seule preuve de vitalité et l'in-
dice le plus sûr d'une mort récente. Le docteur
Grapengiesser, de Berlin, l'un des principaux
écrivains sur le galvanisme médical, qui en
recommande fortement l'application dans la
paralysie, le rhumatisme, la faiblesse de la
vue, la surdité nerveuse, l'enrouement, les
tumeurs blanches dans les jointures, celles des
glandes du cou, etc., conclut en observant que
le galvanisme possède un pouvoir stimulant,
non-seulement sur les nerfs et les muscles, mais
aussi sur les forces vitales, et qu'en outre il

possède des qualités résolutives et dérivatives.
M. Sprenger, de Jéna, habile dans l'art d'administrer le galvanisme, a fait connaître qu'il avait rétabli l'ouïe à quarante-cinq personnes, à quatre desquelles il avait également rendu l'odorat. Le docteur Wilkinson, dans ses *Élémens de galvanisme*, rapporte une variété de circonstances dans lesquelles les médecins du continent l'ont employé avec le plus grand avantage. Il décrit également les bons effets que lui-même en a obtenus dans la paralysie, les affections spasmodiques, la crampe, le tétanos, la roideur des jointures, les tumeurs indolentes, l'enflure scrophuleuse, le gonflement de la glande prostate, les infirmités particulières à la femme, le mal de tête, la mélancolie, la folie et la suspension de la vie. M. Yatman, dans le petit ouvrage qu'il a publié sur le cercle galvanique, affirme qu'il a employé avec beaucoup de succès même le *simple* pouvoir dans la paralysie, l'hydropisie, les tumeurs œdémateuses et scrophuleuses, la mortification, etc. Le chirurgien Mansford, dans son livre sur l'épilepsie, dit avoir soulagé et même guéri plusieurs personnes attaquées de cette maladie, par l'application externe des conducteurs galvaniques. Un

voyageur moderne, qui a récemment visité un établissement formé à Aversa, en Sicile, pour recevoir des insensés, rapporte, d'après ce que les médecins de cette institution lui ont dit, que plusieurs centaines de personnes y ont été guéries de la folie mélancolique par l'application du galvanisme.

Le galvanisme a aussi été employé depuis quelques années, avec le plus grand succès, dans l'hôpital de Worcester, contre l'asthme, et le médecin en chef de cet hospice m'a positivement assuré que sur cent asthmatiques habituels, quatre-vingt-dix ont été guéris et soulagés ; et que plusieurs personnes attaquées de cette cruelle maladie depuis vingt et trente ans, en avaient été aussi instantanément soulagées et aussi complétement guéries que d'autres qui n'en avaient pas souffert aussi long-temps. Dans quelques-uns des hôpitaux de la capitale, le galvanisme a aussi été employé dans quelques maladies et toujours avec succès, particulièrement à l'hôpital de Saint-Barthélemi, où, dans quelques cas de maladie de l'épine du dos, et qui avaient entièrement résisté au traitement ordinaire, le galvanisme a parfaitement réussi. Le galvanisme est maintenant, dit-on, employé à Paris et dans les autres capitales du continent de l'Europe, aussi bien qu'en Amérique et aux Indes, et partout il produit des résultats admirables.

Quoique les meilleurs écrivains modernes qui ont traité de la médecine et de la chirurgie, et quoique quelques-uns des médecins en vogue et des chirurgiens consultans du jour recommandent et prescrivent l'emploi du galvanisme dans une grande variété de circonstances, cependant il est peu de membres de la Faculté qui aient recours à ce remède avant d'avoir éprouvé l'inefficacité de ceux ordinaires. Ce n'est qu'alors qu'ils emploient le galvanisme, comme la dernière ressource, comme le dernier espoir de leurs malades, auxquels on en fait en général l'application lorsqu'il est déjà trop tard.

D'autres causes militent contre un usage plus général et plus avantageux du galvanisme. D'après les lois du Collége royal, il n'est pas permis aux médecins d'administrer le galvanisme, parce que c'est une opération manuelle. Les chirurgiens consultans et ceux des hôpitaux se bornent à l'usage du bistouri, et à donner des avis, parce que cela est plus lucratif. Les autres médecins et chirurgiens sont trop occu-

pés à faire des visites , à prescrire des remèdes ,
à faire des accouchemens et d'autres opérations
chirurgicales, pour rester chez eux et consacrer
le temps nécessaire à l'application régulière et
fixe de ce nouveau remède. Néanmoins la principale raison pour laquelle le galvanisme n'est
pas plus fréquemment recommandé et employé,
c'est que la plupart des médecins et chirurgiens
n'en connaissent pas assez les propriétés curatives , particulièrement dans certaines maladies
constitutionnelles, dans lesquelles on a récemment trouvé qu'il obtenait de très-grands succès. C'est ici un fait dont j'ai eu plusieurs fois
la preuve ; et en général le public ne connaît
du galvanisme que le nom , ou le pouvoir qu'il
a de produire des commotions, ainsi que des
mouvemens musculaires sur des corps morts.
Quelques personnes, qui ont entendu parler de
son utilité en médecine , en appréhendent l'application , par la crainte des sensations violentes causées par des opérateurs ignorans; mais
dans la forme et dans le mode d'application qui
doivent être observés , le galvanisme ne doit
point produire de pareilles sensations.

Afin d'écarter les obstacles qui jusqu'à présent ont retardé les progrès du galvanisme con-

sidéré comme remède, je crois qu'il est de mon devoir de rapporter brièvement et franchement 1° l'expérience que j'ai acquise de son pouvoir curatif; 2° l'application qu'on en peut faire dans certaines maladies; 3° ses propriétés médicales; 4° la manière convenable de l'administrer; 5° ses effets tant immédiats que subséquens; 6° les maladies dans lesquelles j'en ai fait usage avec le plus grand succès. En même temps je ferai connaître quelques faits importans, auxquels j'ajouterai des explications pratiques sur les effets extraordinaires du galvanisme dans quelques-unes des maladies les plus désespérées que j'ai eues à traiter.

Il y a environ vingt-six ans que je commençai mon cours de médecine à l'école d'un habile professeur, et il y en a vingt-trois que je dirigeai mon attention vers les sciences de l'électricité et du galvanisme, et que j'étudiai l'influence que ces agens peuvent avoir sur le corps humain. De concert avec un médecin de mes amis, homme d'un talent supérieur et d'une grande expérience, j'employai ces deux agens dans un grand nombre de maladies, et j'en obtins les résultats les plus avantageux. Comme je donnai gratuitement mes soins aux pauvres et à ceux des dispensaires dans diverses parties du royaume, dans un espace de quatorze ans, un grand nombre de personnes eurent recours à moi; ce qui me fournit de fréquentes occasions d'augmenter mes connaissances sur les moyens curatifs de l'électricité et du galvanisme. Les résultats d'une application judicieuse de ces moyens furent tellement satisfaisans, que non seulement je demeurai fermement et pleinement convaincu de leur utilité, mais encore je cédai aux instances de mes amis qui m'engagèrent à venir en introduire l'emploi à Londres, et à convertir en profession fixe la pratique d'une science que j'avais si long-temps cultivée dans la province comme une étude agréable.

Il y a environ neuf ans que je vins me fixer à Londres, où j'eus lieu de me féliciter de l'appui que je trouvai dans les médecins les plus éclairés et les plus libéraux, dans les chirurgiens, les apothicaires, aussi bien que dans les oculistes et les auristes de la capitale. Bientôt après, ma pratique s'agrandit, et par conséquent j'eus occasion de voir une plus grande variété de maladies nouvelles et difficiles, dont je m'appliquai à rechercher minutieusement les causes, à remonter à la véritable source, à travers leurs nombreuses ramifications, et à juger de l'applicabilité et de l'efficacité de mes moyens curatifs, suivant l'âge, le sexe et la constitution de chaque individu en particulier. Il me fallut également adopter des formes et des modes variés d'administrer le galvanisme, et observer les effets, tant immédiats que subséquens, produits par son influence sur différens sujets et dans les diverses périodes de la maladie. Ayant remarqué avec soin les résultats définitifs de ces divers emplois du galvanisme, dans les cas où l'application a été faite d'une manière régulière, et tenant compte des non-succès aussi bien que des succès (j'ai le bonheur de pouvoir dire que ces derniers l'ont de beaucoup emporté sur les autres), je me trouve à même de tirer les conclusions suivantes sur l'utilité du galvanisme dans certaines maladies.

1° Le galvanisme n'est nullement applicable dans les maladies aiguës ou inflammatoires, non plus qu'à celles qui sont occasionnées ou perpétuées par un haut degré d'excitation artérielle ou nerveuse.

2° Le galvanisme est très-utile, comme remède topique, dans quelques infirmités locales, qui ne dépendent point d'un dérangement constitutionnel du système, et qui ne sont point causées par le changement organique des parties.

3° Le galvanisme est souvent utile comme moyen palliatif, en ce qu'il apporte un grand soulagement dans les maladies organiques ; mais il est infiniment efficace dans la cure d'un dérangement dans les fonctions et dans les affections locales, qui se trouvent liées avec la santé générale, ou qui en dépendent entièrement.

PROPRIÉTÉS MÉDICALES
du galvanisme.

Les propriétés médicales du galvanisme sont d'être stimulant, dérivatif et désobstruant. Son pouvoir curatif, comme excitant naturel des forces vitales, excède considérablement son énergie comme application locale, car il influe puissamment, non seulement sur les nerfs et les muscles, mais encore sur le système artériel et veineux et sur le système capillaire rouge et blanc, puisqu'il augmente l'action du cœur et des artères, par conséquent la plénitude et la fréquence du pouls, et quelquefois l'une et l'autre : il rend la chaleur animale plus égale, rétablit l'équilibre dans la circulation, et ranime et réjouit les esprits. Ses effets salutaires sur le système glandulaire, en ce moment peu connu des médecins, sont surprenans; car il favorise les sécrétions bienfaisantes du foie, des reins et autres glandes, aussi bien que celles de l'estomac, des intestins et de la peau. Il dissipe les affections spasmodiques et calme l'irritation morbifique du système nerveux, par son influence tonique et fortifiante sur les organes chylifères. C'est ainsi qu'il rétablit non seulement les forces corporelles, mais encore les facultés nerveuses, sensitives et intellectuelles. Le galvanisme est particulièrement efficace dans le traitement des obstructions bilieuses, et dans la guérison des maladies chroniques du foie occasionnées par une résidence dans les climats très-chauds, ainsi que la torpeur de cette matière visqueuse qui est causée par des occupations sédentaires, ou une intempérance habituelle. On a trouvé que dans ces cas-là, il remplaçait efficacement et avantageusement les purgations mercurielles (*), parce que son action est extrêmement douce et exempte de danger, et qu'il ne laisse après lui

____

(*) Les Anglais font un grand usage de calomel, mercure doux, ou hydrochlorate de mercure.

aucun des effets ruineux et désastreux pour la constitution qui sont la conséquence ordinaire d'un traitement purgatif. D'un autre côté, le galvanisme est d'autant plus préférable que, dans tout le cours de son application, il n'exige point que le malade reste confiné chez lui, ou se soumette à une contrainte incommode. Au contraire, l'air, l'exercice et une nourriture saine aident singulièrement ses moyens curatifs. Quoique mon expérience m'autorise pleinement à faire ces observations, cependant je ne soutiendrai point que le galvanisme soit un remède infaillible dans toutes les espèces de la maladie à laquelle il est applicable, ni qu'il faille bannir l'emploi qu'on peut faire de temps à autre des remèdes doux, ordinaires. Mais j'affirme positivement que sa vertu sanitaire dans le dérangement des fonctions des organes digestifs est telle, que dans une foule de circonstances, il a effectué les cures les plus extraordinaires, après le non-succès de tous les autres moyens internes et externes ordonnés avec le plus grand discernement, et employés avec la plus grande persévérance sous la direction et la surveillance des médecins les plus habiles. Comme le galvanisme est un excitant *naturel*, c'est pour cela que ses effets sur le corps humain ne sont point

comme ceux des liqueurs spiritueuses et ar-
-dentes, ni comme ceux des stimulans et des toniques minéraux, qui ne sont ordinairement
que temporaires. La guérison obtenue par un
traitement galvanique a, dans la plus grande
partie des maladies, été durable. Ces faits, que
je cite hardiment, peuvent être confirmés par
le témoignage d'un grand nombre de personnes
respectables de la plus grande véracité, dans les
diverses classes de la société, qui ont éprouvé
les effets permanens de l'agent galvanique, dans
la guérison de maladies persistantes et compli-
quées qui avaient résisté à tous les efforts du
meilleur traitement médical.

Afin de s'assurer d'une application convenable du galvanisme, il est essentiel de faire
usage d'un bon appareil, et de produire une
excitation proportionnée du fluide galvanique.
Il faut également faire la plus grande attention
à la durée et à la vertu de chaque application,
laquelle doit être faite suivant la nature de la
maladie et l'excitabilité du malade. D'après les
essais répétés des diverses sortes de piles galvaniques que j'ai composées, j'en emploie maintenant une, deux ou trois paires d'une grande

force (faites sous ma direction), que je trouve les plus propres à l'usage médical que je me propose d'en faire. Les conducteurs sont faits sur un nouveau principe, et peuvent s'appliquer aux diverses parties du corps, avec la plus grande facilité, par les malades eux-mêmes, *au moyen de quoi on évite tout contact indécent, ou toute exposition désagréable* de la personne malade. La préparation que j'ai trouvée la plus utile et la plus convenable pour l'excitation de la pile galvanique, est l'acide muriatique pur, délayé avec de l'eau, parce que son action sur les surfaces métalliques est plus graduelle que celle de l'acide nitrique, et moins désagréable à l'odorat que celle de l'acide sulfurique. Une solution saline et une garniture convenable de conducteurs sont essentiellement nécessaires pour opérer une transmission salutaire de l'influence galvanique dans le système. J'adapte mes divers modes d'opération aux circonstances particulières de chaque maladie, vers le siége de laquelle je dirige mon remède; car je suis persuadé qu'une fausse détermination de son influence met obstacle à l'intention curative et ne produit aucun bon effet. Il est donc de la plus grande importance de s'assurer quels sont les organes et quelles sont les parties qui ont été primitivement affectés, afin de placer convenablement le conducteur positif ou le négatif, en ayant soin qu'ils demeurent parfaitement en contact, afin de former le cercle de communication entre les deux pôles de la pile. Les différentes formes dans lesquelles j'ai administré le galvanisme sont par un courant doux, un courant interrompu, ou des impulsions vibratoires, et non par des chocs, parce qu'il y a une dissimilarité manifeste entre les sensations et les effets produits par chacune de ces formes. La position du malade est, ou d'être assis sur une chaise, ou d'être penché sur un sofa, ou d'être couché dans un lit, s'il est trop faible pour se lever. Le degré de force galvanique que je donne dépend des circonstances particulières de la maladie et de la susceptibilité du malade. Dans certains cas, j'ai donné une force de deux cent quatre-vingts paires de disques; dans d'autres, seulement de trois ou quatre. Il y a eu des occasions où j'ai prolongé l'application jusqu'à une heure et demie; dans d'autres, quelques minutes ont suffi. Il est également important d'observer minutieusement les effets immédiats du galvanisme sur le pouls, le visage, et les sensations du malade, afin de pouvoir juger si on

a produit une excitation convenable et proportionnée. J'ai déjà dit que le galvanisme, lorsqu'il est judicieusement employé, ne cause aucune sensation violente ou pénible; lorsque cela
arrive, la faute provient de l'ignorance de celui
qui opère, ou de la mauvaise position des conducteurs. La manière avec laquelle on em-
ployait ordinairement le galvanisme, a été douloureuse et souvent violente. Les parties ont été
scarifiées lorsqu'on a employé des conducteurs
métalliques, et que des chocs violens ont été
donnés. Je réprouve totalement une pratique
semblable; aussi ai-je imaginé des conducteurs
capables de vaincre la résistance de la peau et
de faire passer le fluide galvanique dans le système, sans aucune sensation douloureuse.

Les *sensations immédiates* ordinairement produites par l'application du galvanisme sont :
une douce chaleur vers les parties auxquelles les
conducteurs sont appliqués; quelquefois une
forte chaleur, un chatouillement et une douce
irritation de la peau; une sensation comme celle
d'un courant qui passe ou d'une eau légère qui
tombe; des éclairs de lumière, une saveur métallique; une sécrétion abondante de salive dans
la bouche et dans le gosier; de temps à autre

une envie de tousser, un tressaillement agréable dans tout le corps, des pulsations à la partie galvanisée, et souvent une ardeur agréable dans toute la machine. Il est rare qu'on éprouve aucune sensation désagréable, à moins qu'elle ne soit l'effet de la crainte d'un malade timide ou de la susceptibilité morbide de son système nerveux.

Les *effets subséquens* que l'on éprouve après l'application du galvanisme, sont de l'énergie dans tout le corps, une douce chaleur aux mains et aux pieds, et une légère transpiration ; la diminution ou la délivrance totale de sensations pénibles ; le calme ou l'état de gaîté des esprits animaux ; un meilleur appétit et une digestion plus facile ; un sommeil profond et rafraîchissant, et des évacuations plus abondantes de la vessie et des entrailles. Il est des cas où elle produit parfois des sensations que l'on appelle communément bilieuses, mais qui cessent bientôt après.

L'espace de temps pendant lequel le galvanisme doit être employé comme traitement, dépend beaucoup de la nature et des progrès de la maladie, ainsi que du tempérament constitutionnel et des habitudes du malade. Dans certains cas, peu de jours suffisent ; dans d'autres,

il faut deux ou trois mois, ou bien une répétition du traitement après quelque intervalle pour
opérer une parfaite guérison ; mais, en général,
il suffit de quatre à six semaines pour obtenir
le résultat le plus décidé. Il est arrivé quelquefois que les malades étaient quinze jours ou
trois semaines sans éprouver le plus léger soulagement, au bout duquel temps le soulagement
a été rapide, et dans une ou deux semaines ils
ont été parfaitement rétablis. Dans le cours
d'un traitement galvanique, il arrive quelquefois des rechutes, provenant de diverses causes,
comme de s'enrhumer, de manger des alimens
malsains, d'une fatigue excessive, de rentrer
tard chez soi, etc. ; mais ces accidens ne font
que retarder pour un peu de temps ses bons
effets définitifs. Dans la plus grande partie des
maladies, le rétablissement s'opère graduellement, et dans un petit nombre, la guérison a
été immédiate, tandis que dans d'autres, ce
bienfait n'a été éprouvé qu'après la disconti-
nuation du traitement galvanique, et ç'a été
depuis lors que les malades ont daté leur amendement progressif et le rétablissement subséquent de leur santé. La fréquence de l'application
galvanique doit aussi dépendre des circonstances

dont je viens de faire mention. Dans les com-
mençemens, l'application journalière est nécessaire, jusqu'à ce qu'on aperçoive quelques
effets décidés; après quoi le galvanisme s'administre trois ou quatre fois par semaine, ou suivant que le cas paraît le demander. Après un
petit nombre d'applications du galvanisme, je
suis ordinairement à même de juger combien
de temps il faudra en continuer l'emploi. Il n'y
a pas d'heure particulière de la journée à laquelle je me sois borné pour l'application du
galvanisme; car, quoique je préfère que ce soit
avant qu'après les repas, je l'ai employé avec
avantage après un bon repas pour hâter l'action digestive, et j'ai obtenu le résultat désiré.
Le galvanisme a été administré avec succès aux
enfans, aux adultes et aux vieillards à toute
heure du jour et dans toutes les saisons de l'année, en hiver, en été, en temps sec et en temps
humide; et, d'après l'expérience des autres, je
puis dire qu'il est également efficace dans tous
les climats de la terre.

Comme je déteste toute espèce de charlata-
nisme, et que je désapprouve la conduite de ces
empiriques qui en imposent à la crédulité du
public, et par leur profonde ignorance en mé-

decine et en chirurgie, détruisent la constitution et la vie de leurs semblables, je condamne
également la pratique de ces charlatans en élec-
tricité, qui ne sont que des opérateurs mécaniques, et qui ignorent totalement la physiologie
et l'anatomie du corps humain, la nature et le
traitement des maladies, ainsi que les propriétés
médicinales de l'électricité et du galvanisme, et
qui cependant les proclament comme des panacées
pour toutes les maladies, et les appliquent au hasard et indistinctement à tous les cas qui malheureusement se présentent à eux. Je désapprouve également l'application injudicieuse de ces moyens
aux effets et non aux causes de la maladie, pratique qui en aggrave fréquemment les symptômes alarmans, rarement les pallie, et n'est
tout au plus qu'une complaisance inutile.

C'est à cause de ce mode hasardé, irréfléchi et
inefficace d'administrer l'électricité et le galvanisme, que plusieurs personnes ont inutilement
essayé ces deux agens, tandis que d'autres,
affligées des mêmes maladies, en ont retiré le
plus grand soulagement par une pratique différente, qui, en attaquant le mal dans sa source,
rend souvent efficace le traitement médical qui
a précédé. Ainsi, dans un nombre de cas, par

la combinaison des remèdes ordinaires avec les remèdes philosophiques, on obtient les résultats les plus salutaires, qu'on n'aurait pu obtenir par l'emploi de chacun séparément.

Comme rien ne tend plus à déprécier un remède que l'emploi irréfléchi que l'on en fait et que l'on peut justement considérer comme son abus, je me suis fait une règle de ne jamais employer le galvanisme là où il n'est pas convenablement et évidemment applicable.

Dans les cas très-douteux où la probabilité du soulagement est contre le malade, je l'avertis que, si j'applique le galvanisme dans la vue de mettre son esprit en repos, il ne le doit considérer que comme une expérience; mais dans les cas tout-à-fait désespérés, je refuse absolument d'administrer le remède.

Dans certains cas qui paraissaient désespérés, le galvanisme a eu les meilleurs résultats; tandis que dans d'autres d'un caractère plus favorable, le succès n'a pas été aussi grand; et en remontant de cause en cause, j'ai trouvé en général que la première était un vice irréparable d'organisation ou de structure. Dans les premiers, ce puissant agent avait à combattre contre un haut degré de dérangement dans les fonctions sous l'apparence d'une maladie organique; dans les seconds on l'opposait à une maladie incurable de structure qui n'était rendue sensible que par un léger dérangement dans le système; c'est un fait que j'ai souvent été à même de vérifier par l'autopsie cadavérique.

Les autres causes générales de non-succès pouvaient très-bien être attribuées aux essais très-courts, irréguliers et incomplets de galvanisme, ainsi qu'aux déviations des règles de prudence qui auraient dû être observées par les malades, qui, par leur instabilité et leur imprévoyance, mettaient obstacle à leur guérison et trompaient mes espérances.

Je terminerai mes remarques en rendant compte des maladies dans lesquelles j'ai fait avec succès l'application du remède galvanique, et parlerai de quelques faits, qui serviront d'explication pratique de sa vertu curative dans les divers degrés et dans les diverses particularités des maladies constitutionnelles et locales.

DÉRANGEMENS

des organes de la digestion.

Dans les dérangemens des organes digestifs, accompagnés de tous leurs symptômes et de toutes leurs conséquences, j'ai employé le galvanisme avec le meilleur succès. Dans le cours des neuf dernières années, j'ai eu environ huit cents exemples de maladies de l'estomac, du foie et des entrailles, accompagnées de plusieurs affections locales dangereuses, lesquelles maladies ont été guéries dans la proportion de huit sur dix. Dans la dispepsie, ou indigestion, maladie la plus commune dans toutes les classes de la société, j'ai généralement remarqué quelques symptômes particuliers prédominans, suivant les tempéramens constitutionnels et les habitudes des malades.

Maladies non organiques de l'estomac.

L'état morbide de l'estomac est indiqué par quelqu'un des symptômes suivans : le manque d'appétit ; des nausées à la vue ou à l'odeur des mets, ou bien une envie constante de manger, laquelle cesse après un petit nombre de bouchées ; un appétit capricieux ou dépravé, qui recherche une nourriture variée et impropre ; des rapports graisseux, aqueux ou aigres ; des ardeurs d'estomac, des flatuosités, occasionnant une grande distension de cet organe et des entrailles, accompagnée de vents dans les intestins; envie de vomir et vomissement. Il y a quelquefois un sentiment de constriction et de resserrement dans la gorge ; des douleurs corrosives dans l'estomac ; des crampes ; des spasmes ; une respiration précipitée, difficile et laborieuse ; un frisson habituel ; langueur ; perte de force ; abattement extrême ; palpitations et évanouissemens fréquens ; chaleur à la tête et au visage ; une grande impatience ; caprice et irritation d'humeur ; perte de mémoire ; étourdissement ; mal de tête ; insomnie ; sommeil inquiet ; rêves pénibles et cauchemar.

Une femme, âgée d'environ quarante ans, affligée d'une complication de maladies, avait pendant plusieurs années souffert considérablement de l'indigestion, accompagnée de la plupart de ces symptômes. Son estomac était tellement dérangé, que depuis plus de huit jours elle n'avait pu prendre de nourriture, qu'elle avait constamment des envies de vomir, et qu'elle rejetait tous les liquides qu'elle buvait, sans pouvoir même retenir l'eau dans son estomac. Ses médecins regardaient son état comme absolument désespéré, et vu la grande irritabilité de l'estomac, s'opposaient à un essai de traitement galvanique ; néanmoins, cédant aux pressantes sollicitations de ses parens, j'en fis l'application, mais de manière à être bien assuré qu'elle ne ferait aucun mal (elle ne dura que quelques minutes) et comme je ne la considérais que comme un simple essai, je n'en attendais aucun résultat favorable ; mais, à ma grande surprise, les nausées et le vomissement cessèrent de suite, et au bout de deux jours la malade fut en état de prendre des alimens solides, tels que du bœuf et du mouton, sans en éprouver le plus léger inconvénient, non plus que le retour de ces symptômes alarmans.

Dans une autre circonstance, je fus invité par un médecin à aller voir une femme qui paraissait être mourante. Il m'informa que son estomac était dans un état de collapsus (d'affaiblissement) occasionné par une violente inflammation de cet organe, et me pria de faire un essai de mon remède galvanique, ce que je fis, et qui produisit un effet immédiat tel, qu'il ne fut pas jugé nécessaire de le répeter.

Un malade qui, pendant quatre ans, avait éprouvé plusieurs des symptômes de dyspepsie ci-devant mentionnés, et qui pendant cet espace de temps n'avait pu digérer aucun aliment solide, ne vivant que de mauvais breuvages, tels que arrow-root (agutiguepa), gruau d'orge, etc., fut en peu de jours mis en état de prendre une nourriture animale, avec le meilleur appétit, et recouvra bientôt toutes ses facultés digestives.

Un particulier d'un âge moyen, dont la principale infirmité était une fermentation acéteuse de l'estomac, et qui depuis plusieurs années n'avait pu manger ni fruits ni végétaux, ni prendre d'autre boisson que de l'eau mêlée avec une très-petite quantité d'eau-de-vie, fut, au bout de quinze jours de traitement galvanique, si parfaitement rétabli, qu'il reprit sa manière de vivre ordinaire, mangeant des fruits et des légumes et buvant de la bière, du cidre et du vin ; il continue de vivre en bonne santé.

Une dame, d'environ cinquante ans, qui pendant trente ans avait éprouvé des aigreurs d'estomac, obtint une guérison complète, ainsi qu'un homme de soixante-dix-neuf ans qui, vers la même époque, avait été tourmenté de ce même symptôme d'indigestion.

J'eus, il y a environ trois ans, un cas assez remarquable d'indigestion, dont le principal symptôme était une flatuosité portée à un tel degré, que la vie du malade était en danger. Cette affection se manifestait ordinairement une heure après le repas, et la douleur que les rapports faisaient éprouver au malade était si violente, que souvent il était renversé de sa chaise et tombait sur le plancher. Il ne fut soulagé que par le traitement galvanique, qui n'eut besoin de lui être administré que pendant quelques jours.

Un homme d'environ cinquante ans avait, pendant cinq années, été tourmenté par des crampes et des spasmes dans l'estomac, et par une respiration embarrassée. D'après les prescriptions des médecins, il avait pris d'immenses doses de de mercure, des potions purgatives, stomachiques et toniques, sans en obtenir le plus léger soulagement. Il eut recours au galvanisme, et au bout de trois semaines il fut complétement guéri.

Un homme de moyen âge, qui avait résidé dans un climat très-chaud, souffrait beaucoup depuis cinq ans d'un dérangement d'estomac. Il était tellement faible et avait tellement froid, qu'on me l'amena très-chaudement habillé un des jours brûlans de l'été, soutenu par un ami, sans le secours duquel il ne pouvait se tenir debout, même pendant quelques minutes. Le troisième jour qu'il eut été galvanisé, il fit une promenade de plus de deux milles, et dans l'es-

pace d'un mois, sa circulation devint vigou-
reuse, et il recouvra sa force corporelle.

Un autre malade, d'environ cinquante ans,
qui avait également vécu pendant quelques
années dans une des îles des Indes occidentales,
était constamment affligé d'un étourdissement
qui lui donnait de grandes inquiétudes. Il vint
en Angleterre pour consulter les gens de l'art et
essaya tous les remèdes ordinaires pour les maladies de l'estomac, comme saignées, ventouses,
sangsues, vésicatoires, sétons, etc., sans succès; mais trois semaines d'un traitement galvanique lui procurèrent une guérison complète et
permanente.

Un jeune homme, qui éprouvait un profond
abattement, et qui s'était rempli l'imagination
de l'idée qu'il n'avait pas plus de quinze jours
à vivre, fut, par l'application du galvanisme,
guéri en deux semaines, non-seulement de sa
fausse idée, mais encore d'une palpitation violente et d'une grande faiblesse qu'il éprouvait
souvent à la suite de la plus légère fatigue, tant
du corps que de l'esprit.

J'ai eu, il n'y a pas long-temps, à traiter une
maladie dans laquelle la perte de la mémoire
était le principal symptôme de l'indigestion. Le

malade, lorsqu'il était atteint d'indigestion, ne sortait pas de chez lui sans être accompagné, parce qu'il ne pouvait se rappeler du chemin qu'il fallait prendre pour rentrer, et qu'il ne se ressouvenait de rien de ce qu'il avait vu ou de ce qui s'était passé le jour précédent. Au bout de deux mois, il fut guéri par le galvanisme, et le retour parfait de sa mémoire le remit en état de se livrer aux affaires.

Un homme fort et bien portant, d'environ soixante ans, qui n'avait pu dormir depuis plus de quinze jours, vint me consulter. Il me dit que, depuis quelques mois, son esprit et son caractère étaient dans un tel état d'irritation, qu'il se sentait presque irrésistiblement disposé à chercher querelle à toutes les personnes qu'il rencontrait, et qu'il ne savait à quoi attribuer ces sentimens extraordinaires. Il paraît qu'il ne se doutait pas que cela provenait du dérangement de son estomac. Après la première application du galvanisme, il devint plus calme, et la nuit suivante il eut un sommeil rafraîchissant; en cinq semaines de temps il recouvra ses facultés digestives, ainsi que son bon caractère ordinaire, et a depuis continué d'être en bonne santé.

Je traite maintenant un vieillard de soixante ans, affecté de rhumatisme. Il y a six ans que je le guéris d'une maladie d'estomac, qui pendant dix ans lui avait enlevé toute son énergie. C'était principalement la nuit qu'il souffrait, et son sommeil était continuellement troublé par les rêves les plus affreux et par le cauchemar. Il assurait que, pendant tout ce temps-là, il n'avait jamais joui d'une seule nuit d'un repos rafraîchissant. Un court traitement galvanique l'a parfaitement guéri, et il n'a jamais senti le retour de cette maladie.

Il y a environ dix-huit mois, j'eus un exemple remarquable de guérison dans une dame d'environ cinquante années, qui, pendant quinze ans, avait continuellement souffert des maux de tête violens. Son indisposition était souvent si grande, qu'elle était forcée de garder le lit; et lorsqu'elle vint me trouver, il y avait deux ans qu'elle n'était sortie de chez elle. Le traitement galvanique dura près de trois mois; et la dernière fois que je la rencontrai (il y a environ six mois) elle me dit qu'elle n'avait plus ressenti ses maux de tête.

L'état de la langue et du pouls variait beaucoup dans les différens sujets, et les médecines purgatives les plus douces étaient les seuls remèdes que les malades prenaient habituellement pour aider à l'action des entrailles.

Maladies du foie.

Dans les *maladies du foie*, telles que l'inflam-mation chronique, la congestion, l'extension, l'inactivité, l'endurcissement ou le squirrhe, ou lorsque les sécrétions sont viciées, irréguliè-res ou défectueuses, dans l'obstruction des conduits du fiel ou de là bile, provenant de spasme et de pierres biliaires, produisant la jaunisse, j'ai fait l'usage le plus salutaire du galvanisme. Comme je rapporterai dans l'appen-dix plusieurs cas qui prouveront que le gal-vanisme remplace efficacement les remèdes mercuriels dans le traitement de l'hépatite chronique, je me contenterai de faire mention de quelques faits importans, qui viendront à l'appui de mon assertion.

Un malade qui pendant dix ans avait souffert les douleurs les plus alarmantes à son côté droit, causées par une inflammation chronique du foie, qui ne pouvait être guérie par aucun des remèdes généraux, la saignée, le mercure, etc., fut guéri, il y a sept ans, par un court trai-tement galvanique, et n'a plus jamais souf-fert de cette maladie.

Un autre malade, tourmenté d'une conges-

tion du foie, fut, il y a quatre ans, parfaitement guéri par sept applications du galvanisme,
et s'est toujours bien porté depuis.

Un homme, d'environ cinquante ans, avait
eu de fréquentes attaques d'inflammation aiguë
du foie, qui produisirent une extension et une
torpeur de cet organe, qui le firent souffrir
pendant quatre ans. Il prit du mercure sous
toutes formes; essaya long-temps les bains nitro-muriatiques, les saignées générales et locales, les vésicatoires, les onguens tartarisés,
les sétons, etc., et tout cela sans succès. Ce malade fut guéri en six semaines par l'application
du galvanisme.

Il y a environ sept ans que j'eus à traiter une
dame dont le foie avait été pendant plus de
vingt ans dans un état de torpeur, et qui,
malgré les remèdes qu'elle avait pris, le mercure, les bains acides, les eaux minérales, n'a-
vait pu faire sortir cet organe de son état
d'inertie. Le galvanisme, employé pendant
trois mois, en ranima l'action : depuis ce temps-
là son foie a continué à exécuter ses fonctions,
et de temps en temps il sécrète une très-grande
quantité de bile.

Un homme de moyen âge qui, seize ans avant
de s'adresser à moi, avait eu un sérieux acci-

dent qui avait occasionné une violente inflammation du foie, lequel était devenu torpide et
extrêmement dur, fut guéri, il y a six ans,
par une application du galvanisme seulement
pendant deux mois; depuis ce temps-là il a
joui d'une parfaite santé.

Une autre personne qui avait demeuré plusieurs années dans les Indes occidentales, et
dont le foie avait été déclaré squirrheux par tous
les médecins qu'elle avait consultés, fut ramenée
à une santé parfaite et permanente par deux
traitemens galvaniques, et s'est toujours bien
portée depuis.

Dans tous ces cas-là, les évacuations par les
entrailles indiquaient l'état du foie, parce
qu'elles étaient quelquefois fétides, spongieuses
ou aqueuses, de couleur d'argile ou de goudron,
vertes, noires, grises ou blanchâtres, accompagnées d'écume et de mucus.

Le galvanisme ne fut employé qu'une fois
dans une obstruction des conduits du fiel, causée par une constriction spasmodique. Il produisit une telle sécrétion de bile, que le malade
en rendit quatorze fois de suite après l'application; et dans un autre cas, après quatre applications du galvanisme, les intestins furent excités
plus de quarante fois en trois jours, et se dé-

barrassèrent d'une immense quantité de bile viciée et putride, sans causer d'autre incommodité qu'un peu de faiblesse.

Dans plusieurs cas, le galvanisme appliqué seulement pendant quelques jours, a fait rendre par les intestins des pierres de fiel, ce qui a été clairement vérifié par l'examen des sécrétions *alvines*.

Un vieux monsieur, qui avait eu de fréquentes attaques de jaunisse, fut, en quinze jours de traitement galvanique, complétement guéri; et un jeune homme, attaqué depuis un temps considérable de cette maladie, contre laquelle il avait inutilement employé les autres moyens, fut guéri, il y a quatre ans, par le galvanisme, et a joui depuis d'une santé excellente.

Je dois faire remarquer ici que j'ai vu plusieurs cas dans lesquels des traitemens répétés de mercure n'avaient pu affecter le système, ni produire la salivation; mais que l'influence galvanique, employée conjointement avec ce remède, ou bientôt après, avait déterminé le ptyalisme.

Un homme de moyen âge, dont le foie était attaqué et qui avait, d'après l'avis de son médecin, pris pendant long-temps de fortes doses

de calomel (mercure doux) qui n'affectait jamais la bouche, mais passait toujours par les
intestins, se trouva, après un court traitement
galvanique, forcé de le discontinuer. Son foie
ayant été puissamment excité, sa santé fut
bientôt rétablie.

État morbide des viscères abdominaux.

Les maladies de l'abdomen, comme l'inflammation chronique, l'obstruction, la constipation, la diarrhée, etc., sont souvent la suite
des maladies du foie.

Une demoiselle qui avait été long-temps traitée pour une inflammation chronique des entrailles, qui avait produit une grande maigreur
et une grande prostration de forces, fut, il y a
trois ans, parfaitement guérie par le galvanisme, et n'a pas éprouvé de retour de la même
maladie.

Dans plusieurs cas, l'obstruction des intestins, causée par une accumulation de matière
fécale, a été guérie après un petit nombre d'applications du galvanisme; mais dans ceux où le
foie était inactif, où les sécrétions étaient défectueuses, et où les intestins étaient paresseux
et dans un état habituel de constipation, le gal-

vanisme a été plus lent dans son opération, et il a fallu un traitement plus long pour les ramener à un état de régularité. Plusieurs malades, qui n'avaient été évacués pendant quelques années que par le secours journalier de purgatifs, ont été si complétement guéris par l'influence du galvanisme, qu'ils ont eu rarement besoin de médecines laxatives (*).

Dans une diarrhée que j'eus il y a quatre ans, mes intestins étaient depuis quelques mois dans un état constant de grande irritation et

---

(*) Il y a peu de temps que je fus appelé par un malade qui souffrait cruellement d'une constipation des plus obstinées. On avait fait venir plusieurs savans médecins et chirurgiens; diverses consultations eurent lieu, et tous les remèdes médicaux, chirurgicaux et mécaniques furent employés sans produire le moindre effet. Sir A. Cooper et M. Pennington recommandèrent alors le galvanisme et m'invitèrent à en faire l'application; j'y consentis, et après la troisième application, le malade éprouva un grand soulagement. L'emploi de l'électricité ayant été continué pendant environ un mois, il produisit un degré considérable d'excitation et de sensibilité autour des entrailles, et alors je fis prendre des bains d'air chaud qui produisirent le meilleur effet. En peu de jours, les intestins reprirent leur action et le malade eut trois ou quatre évacuations journalières, sans douleur et sans difficulté, après une constipation vio-

se vidaient vingt à trente fois par jour. La guérison s'opéra graduellement par le galvanisme
en deux mois et demi de temps.

Dans le resserrement spasmodique du rectum,
j'ai employé le galvanisme avec succès; mais
dans les hémorrhoïdes et dans la chute du fon-
dement, les malades n'ont obtenu qu'un soulagement partiel.

Affections de la rate.

J'ai eu à traiter peu de *maladies de la rate*,
mais dans ce petit nombre le galvanisme a été
très-utilement employé.

Un particulier qui avait une inflammation
aiguë du foie et de la rate, qui finit par produire une extension et une dureté considérables

---

lente qui avait duré quarante-cinq jours. On fit diverses
conjectures sur la cause de ce dérangement extraordinaire, et l'opinion de sir A. Cooper et de M. Pennington,
qu'une partie des entrailles était paralysée, ayant paru
très-probable, ce fut d'après cela que l'on fit l'application
du galvanisme. J'ai le plaisir d'ajouter que le malade se
rétablit graduellement des effets d'une maladie qui se
présente rarement, mais qui est presque invariablement fatale.

de la rate, fut soumis, il y a quelques années ,
à un traitement galvanique et en éprouva un
grand soulagement; le foie reprit ses fonctions ,
et la rate fut considérablement réduite et ramollie.

Affections des reins.

Dans les *affections des reins*, comme inflammation chronique, obstruction et torpeur, j'ai
produit de très-bons effets par l'emploi du galvanisme.

Un particulier qui se plaignait d'une douleur
constante dans les reins depuis quelques mois,
obtint une parfaite guérison au bout de quelques semaines et n'en a plus souffert.

Un autre, qui n'avait eu aucune sécrétion ni
évacuation d'urine pendant six jours, après
avoir pris d'immenses doses de cantharides, avait
mis en usage, sans aucun soulagement, les plus
puissans diurétiques, les bains chauds, etc. ; à la
troisième application du galvanisme il évacua
tout le contenu de la vessie.

Chez des malades dont les sécrétions urinaires
étaient pâles et abondantes, dégénérant presque
en diabètès, la galvanisme a opéré en très-peu
de temps un changement favorable.

Maladies de la vessie.

Les *maladies de la vessie* sont souvent causées par un dérangement des organes de la digestion, produisant une grande irritation au col de la vessie et une impuissance de retenir l'urine, ou une difficulté de l'évacuer sans effort et sans douleur.

Un vieillard de soixante ans, qui avait été long-temps malade, et qui souffrait beaucoup de l'irritation spasmodique du col de la vessie, qui même avait perdu tout pouvoir de retenir son urine, fut guéri dans l'espace de six semaines.

Un autre particulier, qui souffrait depuis quelques années d'un resserrement spasmodique de l'urètre, en fut guéri en peu de jours, et ne s'en est plus ressenti.

J'ai trouvé que le galvanisme était très-efficace dans les maladies néphrétiques, car il agit puissamment et immédiatement sur la vessie.

Il s'est présenté un cas où, après quatre applications galvaniques, un malade souffrant cruellement de la gravelle, rendit une quan-

tité de sable rouge, fut de suite soulagé, et n'a
pas eu de retour de la même maladie (*).

MALADIES DU SYSTÈME NERVEUX.

Paralysie.

La *paralysie* est une perte partielle ou totale
de sentiment, quelquefois accompagnée d'une

(*) Application du galvanisme à l'extraction des cal-
culs urinaires. (Annales de Chimie et de Physique, juin
1823, xxiii, 202.) « MM. Prevost et Dumas, dont les
ingénieuses recherches sur le sang et sur l'urée ont été
mentionnées dans notre précédent numéro, viennent
de publier une esquisse de quelques expériences qu'ils
ont faites pour prouver que l'extraction du calcul urinaire hors de la vessie peut être facilitée par le moyen
du galvanisme. Ils ont trouvé que lorsqu'un calcul fusible (phosphate ammoniaco-magnésien) était placé entre
les extrémités des conducteurs d'un baquet contenant
cent vingt disques, et, dans cet état, était plongé dans
l'eau, les bases et l'acide étaient transportés aux conducteurs opposés et là se combinaient de nouveau sous
la forme d'un précipité poudreux et fin. Le procédé
ayant été prolongé au-delà de seize heures, un calcul,
ou pierre, pesant originairement quatre-vingt-douze
grains, devint tellement friable, que le plus léger at-
touchement le rompit en petits grains cristallins pas

sensibilité morbide, ou bien une perte partielle ou totale de la faculté de mouvoir certaines parties, ou bien un excès de mouvement involontaire. Dans la plupart des cas, le pouvoir de sentir et de mouvoir est détérioré ou perdu.

---

plus gros qu'une lentille. Ils ont ensuite prouvé d'une manière satisfaisante qu'une paire de conducteurs, protégés par une substance non conductrice, jusqu'à quelques lignes de leurs conducteurs, pouvaient être introduits dans la vessie d'un chien, et établis en connexion de cent trente-cinq disques, sans causer aucune douleur à l'animal, bien que le même appareil plongé dans l'eau la décomposât rapidement au point de lui faire fournir un torrent de gaz. Ayant ainsi prouvé qu'il ne pouvait résulter aucun mal en dégageant le fluide galvanique de la vessie, ils ont essayé d'introduire les mêmes conducteurs dans la vessie d'une chienne de moyenne grosseur, mais avec un calcul fusible fixé entre ces conducteurs ; la vessie fut alors distendue avec de l'eau, et les conducteurs furent mis en connexion avec le baquet galvanique. Le calcul ayant ainsi reçu l'action galvanique pendant une heure par jour, pendant six jours, on a trouvé qu'il avait perdu d'un huitième de son poids, et qu'il était devenu si faible et si cassant, qu'il n'était pas possible de l'introduire de nouveau dans la vessie. Quelques jours après l'animal fut tué, et on trouva que la vessie n'était nullement endommagée, et qu'elle était très-saine.» (Voyez le Journal médical et chirurgical d'Edimbourg, LXXVIII, p. 236.)

Dans l'espèce de paralysie appelée *tremor* (tremblement), il y a un tremblement constant sur lequel la volonté ne peut rien ; et dans celle qu'on appelle *paralysie branlante*, *tremblante*, la constante agitation des muscles peut être immédiatement suspendue par un acte de la volonté. Dans tous ces cas-là, j'ai employé le galvanisme avec plus ou moins de succès, après l'inutilité du traitement ordinaire, et de l'usage de l'électricité par frottement. J'ai vu plus d'exemples de paralysie que la plupart des médecins ordinaires, à cause de l'emploi que je fais de l'électricité contre cette maladie ; j'ai acquis une expérience longue et étendue de la vertu électrique et de la vertu galvanique qui me met en état de mieux apprécier leurs énergies comparatives ; et je partage l'opinion de quelques médecins qui ont écrit sur ce sujet, savoir que dans divers cas de paralysie, le galvanisme est un stimulant local plus efficace que l'électricité. Je maintiens, en outre, que l'application *interne* du galvanisme aux maladies éloignées et primitives qui ont occasionné la paralysie, a généralement réussi à soulager et à guérir la maladie dans ses plus mauvais périodes, après l'application inutile de l'électricité et du galvanisme, comme excitans *locaux*.

Cette remarque s'applique à la paralysie occasionnée par le dérangement de fonctions dans les organes de la digestion, et non à la paralysie provenant d'une maladie intérieure de la tête, ou d'une rupture des vaisseaux sanguins du cerveau, causée par une apoplexie séreuse ou sanguine. Dans les premiers cas, la paralysie a été guérie en peu de temps; mais dans les autres, elle a été plus persistante et plus souvent soulagée que guérie. Dans la plupart des paralysies qui ont été soumises à mon traitement, j'ai très-distinctement vu que la cause était dans une maladie précédente des viscères abdominaux, qui faisait remonter le sang à la tête, et par là accumulait, diminuait, où empêchait le courant de l'influence nerveuse, depuis le cerveau jusqu'aux organes du mouvement. J'ai vu peu d'exemples de paralysie totalement occasionnée par un haut degré d'excitation nerveuse et de l'état pléthorique du système sanguin.

Un homme de moyen âge, qui avait pendant quelques années souffert d'une indigestion, eut une attaque subite d'hémiplégie (paralysie d'un côté tout entier du corps, depuis la tête jusqu'au pied), qui le priva aussitôt du pouvoir de sen-

tir et de se mouvoir du côté droit, et lui causa
une distorsion effrayante du visage. La vue et
la parole furent affectées, ses esprits furent
abattus, sa mémoire et son jugement dérangés.
La maladie avait été précédée de pâleur, de ti-
raillemens au visage, d'engourdissement et de
tremblement aux mains et aux pieds. La cause
prochaine et immédiate était un excès d'activité
et une inquiétude d'esprit. On employa de suite
les remèdes convenables, ainsi que des vésicatoires, des linimens, des eaux de Bath, qui ne
produisirent qu'un soulagement partiel. Les
effets de la maladie continuèrent pendant quelques années, jusqu'à ce qu'un traitement galvanique rendit le ton aux organes digestifs, et
alors le malade recouvra ses facultés sensitives
et musculaires, aussi bien que ses anciennes
facultés intellectuelles. Je dois aussi faire observer qu'après un laps de plus de huit ans, la jambe
et la cuisse s'étaient considérablement amincies,
qu'elles recouvrèrent bientôt leur grosseur naturelle, et que la maladie n'a plus reparu.

Une femme mariée, qui avait eu une pareille
attaque d'apoplexie, causée par la torpeur de
son foie et par la constipation de ses entrailles,

fut au bout de dix ans galvanisée et guérie, et depuis cette époque elle jouit d'une santé parfaite d'esprit et de corps.

Une jeune femme qui eut une attaque d'apoplexie au côté gauche, causée par une dépression du système nerveux, provenant d'une suite de circonstances désastreuses et de soins constans donnés à une personne alitée, essaya les effets de l'électricité, sans qu'elle parût en retirer du soulagement; mais l'application interne du galvanisme lui en procura autant qu'il était possible d'en recevoir; une effusion séreuse s'étant déclarée, elle ne put être complétement guérie.

Un homme robuste, d'une quarantaine d'années, eut une attaque de paralysie au côté gauche, causée par une apoplexie sanguine, et perdit l'usage du bras et de la jambe. Il fut aussitôt saigné, affaibli par des purgatifs, et tenu pendant quelque temps à une légère nourriture. Au bout de quatre ans il eut recours à moi, et au moyen du galvanisme, il recouvra l'usage de sa main et de son bras. Sa jambe et son pied furent non seulement rendus à la santé et à leurs fonctions, mais à leur allure naturelle. Cette guérison fut effectuée par le stimulus galvanique appliqué aux membres paralysés, après l'inutilité du traitement électrique.

Dans la paralysie partielle, ou qui n'affecte qu'une partie du corps, le galvanisme a souvent mieux réussi que l'électricité.

Une dame de moyen âge eut une attaque de paralysie au côté droit du visage. Sa vue fut affectée, son œil grossit, et la paupière supérieure ne put se relever. Les muscles de son visage paraissaient également très-gonflés et immobiles, et sa bouche était de travers. Après que la malade eut usé pendant près d'un an des remèdes ordinaires, tels que saignées, vésicatoires, purgatifs, stomachiques, et après avoir fait usage de puissans stimulans, ainsi que de l'électricité, pendant quelque temps, sans en obtenir un grand soulagement, elle fut guérie par l'application interne du galvanisme, il y a environ cinq ans. Elle a continué depuis lors d'être en parfaite santé.

J'ai vu plusieurs exemples de paralysie d'une ou de deux paupières, de manière à obstruer la vision, tandis que la vue n'avait pas souffert. L'emploi du galvanisme, pour guérir la maladie de l'estomac, qui avait causé cette affection, rétablit parfaitement la force musculaire des paupières.

Un petit nombre de paralysies de l'un des muscles de l'œil, qui faisait tirer la prunelle vers l'un des coins de l'œil, de manière à faire croire que l'on louchait, ont été également guéries par l'application constitutionnelle, aussi bien que l'application topique, du galvanisme.

Plusieurs cures de paralysies de-mains, de bras, de jambes, de pieds, ont été faites par l'application interne du galvanisme.

Une dame entre deux âges avait depuis quelques mois perdu peu à peu l'usage de ses deux mains dont les doigts étaient engourdis, par suite d'une maladie de l'estomac et du foie, dont elle était affligée depuis quelques années. La malade avait eu recours aux remèdes mercuriels, aux bains acides, qui avaient été utiles à sa santé générale, mais nullement à l'état de ses mains. Elle en recouvra l'usage au bout de quelques semaines d'application du galvanisme aux organes digestifs, après l'avoir inutilement essayé comme stimulant local.

On a obtenu des résultats semblables, dans les cas où le membre entier était paralysé; mais lorsqu'il n'y a eu que le pouce et un doigt, ou bien deux doigts d'affectés, on a obtenu plutôt une amélioration qu'une guérison complète.

La paralysie de la jambe droite ou de la gauche a souvent été guérie par l'application interne du galvanisme aux viscères abdominaux.

Un homme avancé en âge avait perdu pendant quelque temps l'usage de sa jambe droite; il ne pouvait marcher qu'avec une canne, et était obligé de se soutenir sur elle lorsqu'il était debout. Sa jambe était si faible, que lorsqu'il montait ou descendait l'escalier, il était forcé de se tenir à la rampe. Après trois semaines de traitement galvanique appliqué à l'estomac et aux entrailles, il recouvra entièrement l'usage de sa jambe.

Les affections paralytiques des pieds et des orteils, provenant d'une cause constitutionnelle, ont toujours été guéries par le galvanisme; mais dans les cas où la paralysie a été causée par un mal local, l'application topique du galvanisme n'a pas été aussi utile.

La paralysie du nerf optique et du nerf auditif se trouvera annotée parmi les maladies locales; et dans l'appendice je rapporterai quelques faits relatifs à la perte de la voix.

Paraplégie.

La paraplégie est la paralysie d'une moitié du corps, depuis le milieu de l'épine du dos jusqu'aux orteils des deux pieds.

Toutes les fois que cette maladie était occasionnée par le mauvais état du canal alimentaire, l'application interne du galvanisme réussissait généralement à la chasser ; mais lorsque l'épine du dos se trouvait primitivement affectée par une effusion ou une tumeur pressant sur la colonne spinale, par un épaississement ou un endurcissement des ligamens des vertèbres, par une courbure (*) ou quelque dommage extérieur, le galvanisme n'a pas été aussi efficace.

Un homme d'environ trente ans était attaqué d'une paraplégie qui affectait la vessie et le rectum, de manière qu'il ne lui était pas possible de retenir ses excrémens. Le galvanisme

-----

(*) Dans des cas pareils, M. Fabré-Palaprat a obtenu les plus heureux succès de la galvano-puncture, pratiquée sur la partie malade de la colonne vertébrale, et en produisant l'effet du moxa par l'action d'une pile plus ou moins puissante (selon l'indication).

N. d. t.

rendit le ton à son estomac, et produisit les sé-crétions salutaires du foie. Mais comme les in-testins n'avaient pas recouvré une action par-faite, je soupçonnai et je découvris en effet un resserrement dans le rectum, qui fut guéri par les moyens mécaniques; alors les intestins re-prirent bientôt leurs fonctions naturelles.

Un jeune homme affligé de la même maladie, provenant d'une affection aux nerfs de l'épine dorsale, resta pendant quelques mois couché sur le dos, sans obtenir aucun soulagement de cette sorte de traitement. L'usage interne du galva-nisme rendit l'action au foie et aux entrailles, produisit des évacuations journalières, sans le secours d'apéritifs, qui auparavant étaient ab-solument nécessaires, donna du ton aux nerfs affaiblis de l'épine du dos, et dans l'espace de trois semaines, guérit parfaitement le malade, qui depuis deux ans est fort bien portant.

Chez plusieurs malades paraplégiques, dont la vessie ne pouvait ni retenir, ni entièrement évacuer son contenu, et dont le sphincter de l'anus avait perdu son pouvoir musculaire, le galvanisme a procuré du soulagement et la gué-rison. Les membres inférieurs, qui souvent étaient réduits à un état de dépérissement, ont aussi été ramenés à celui de sensibilité et au pouvoir d'action naturelle, aussi bien qu'à leur forme primitive, par le moyen du galvanisme. La démarche irrégulière, le mouvement roide et gauche des jambes, ont cédé au galvanisme; et la solidité de la marche, l'agilité des pas, et l'accroissement des forces, ont mis l'invalide en état de prendre le plus grand exercice à pied, sans lui faire éprouver trop de fatigue.

Paralysie tremblante.

Je n'ai eu que peu d'exemples de cette maladie, dont étaient atteints deux hommes de moyen âge, et un troisième beaucoup plus vieux. Dans le traitement de l'un, l'agitation des muscles de la main droite et de la jambe droite fut diminuée. Dans l'autre, l'affection de la jambe gauche persista, parce que l'essai du galvanisme ne fut pas complet. Dans le troisième, les progrès de la maladie furent arrêtés de la manière la plus efficace, le malade ayant été guéri d'un dérangement primitif, qui avait continué pendant dix ans avant que l'épine du dos fût affectée, et qui amena la maladie à son troisième période : le quatrième est toujours fatal. Le bien que ce malade retira du galvanisme il y a six ans, lui fut de la plus grande utilité : la dernière fois que j'en eus des nouvelles, il était encore en bonne santé, et ses membres étaient dans le même état qu'auparavant (*).

Les tremblemens de la tête, des mains et des jambes, provenant d'un fort degré d'irritation nerveuse et d'un flux irrégulier d'influence nerveuse du cerveau aux organes du mouvement, ont généralement cédé à l'influence galvanique.

Une dame très-avancée en âge avait pendant plusieurs années été sujette à un tremblement continuel de la tête et des mains, qui était toujours augmenté à la plus légère agitation de son esprit. Après un court traitement galvanique, dirigé de manière à écarter le dérangement des viscères abdominaux, elle fut parfaitement guérie, il y a six ans, et jouit depuis d'une parfaite santé.

―――――――――――――――――――――――

(*) L'ouvrage de Parkinson sur la paralysie tremblante, est un traité court mais excellent, et devrait être lu par tous les membres de la faculté, aussi bien que par les malheureux individus qui sont sujets à cette maladie.

Un homme âgé, qui souffrait extrêmement depuis vingt ans d'un mouvement continuel, violent et irrégulier de la tête, et d'affreuses et ridicules contorsions du visage, fut considérablement soulagé par le galvanisme. Il fut mis en état de lire, d'écrire, de manger et de boire sans difficulté, aussi bien que de dormir en reposant sa tête sur un oreiller, sans avoir besoin de l'attacher avec une courroie à la colonne du lit, ainsi qu'il le faisait auparavant, pour éviter son agitation subite et violente. Les muscles de son visage devinrent plus calmes, et ne produisirent plus de contorsions.

Dans cette affection des muscles du cou, qui fait pousser la tête de côté et la fait rester dans cette position, jusqu'à ce qu'elle soit repoussée dans la position naturelle, quelquefois avec un mouvement tremblotant, le galvanisme a procuré un soulagement partiel; mais dans aucun des deux cas qui se sont présentés à moi, la guérison n'a été complète ni permanente.

Chorea sancti Viti (danse de saint Guy).

Cette maladie attaque fréquemment les filles avant l'âge de puberté. Elle est en général occasionnée par l'indigestion, les pâles couleurs ou les obstructions, produisant un grand désordre dans le système nerveux, et de violentes contorsions des muscles du visage et des membres. Dans la plupart de ces cas, j'ai appliqué le galvanisme aux organes digestifs, ce qui a égalisé la distribution de l'influence nerveuse, excité l'action utérine et guéri la malade.

Une jeune fille, qui pendant quelques mois avait été affligée de cette maladie, et avait essayé tous les remèdes ordinaires prescrits par divers médecins, sans en obtenir du soulagement, fut parfaitement guérie, en peu de semaines, par l'application interne du galvanisme.

Epilepsie.

Je n'ai eu à traiter qu'un très-petit nombre de personnes atteintes de cette terrible maladie. Dans les accès épileptiques occasionnés par l'état de dérangement des viscères abdominaux, affectant sympathiquement le cerveau, et produisant de violentes affections sur le système nerveux, le galvanisme, administré à ma manière ordinaire, a procuré un soulagement considérable ; mais lorsque la maladie était idiopathique (maladie essentielle), ou lorsqu'on pouvait la rapporter à une mauvaise conformation, ou à quelque vice organique, le galvanisme ne produisait que peu de bien; néanmoins il n'a aggravé le mal dans aucune circonstance. Chez quelques épileptiques, j'ai employé l'électricité avec beaucoup de succès et j'ai fait mention de quelques cures dans mon traité sur ce sujet. Mais, comme je n'ai pas eu un assez grand nombre d'occasions pour bien juger des vertus curatives du galvanisme contre cette maladie, je ne saurais dire jusqu'à quel point il est capable d'effectuer une guérison parfaite et permanente. Néanmoins mon expérience, tout incomplète qu'elle est sur cette maladie, me porte à préjuger les résultats les plus favorables, ainsi qu'on le verra dans un cas intéressant inséré dans l'appendice.

Folie.

J'ai très-peu d'expérience sur cette maladie, le plus épouvantable de tous les maux qui affligent l'humanité. J'ai traité avec succès, par le galvanisme, plusieurs cas d'hypocondriasis (mélancolie); mais je n'ai eu qu'un seul individu atteint de folie, et j'ai le bonheur de pouvoir dire que ce malade fut parfaitement guéri en peu de temps par l'application interne du galvanisme aux organes de la digestion. Comme c'est un cas très-intéressant, j'en parlerai ailleurs d'une manière plus détaillée.

Asthme.

Dans la respiration difficile et laborieuse, provenant de quelque dérangement dans les fonctions des organes digestifs, ou de l'obstruction d'influence nerveuse, depuis le cerveau le long de la paire vague jusqu'aux bronches, ou organes de la respiration, j'ai administré le galvanisme avec un succès très-remarquable.

Des attaques d'asthme habituel ou humoral aussi bien que spasmodique, se renouvellant en hiver, ou en été, après certains intervalles, ont été guéries par le galvanisme dans des malades de tout âge. D'après mon expérience de l'efficacité de ce puissant remède, je suis porté à conclure que la plus grande partie des attaques d'asthme doivent être considérées comme des maladies secondaires et non comme essentielles, et qu'elles sont des symptomes de quelque maladie constitutionnelle, ou qu'elles en dépendent. J'ai également remarqué une particularité extraordinaire dans chaque cas, qui était digne d'être notée, c'est qu'en général le soulagement a été instantané, quoique la guérison ait été progressive.

Il y a environ sept ans qu'un homme déjà avancé en âge vint me demander du soulagement; sa respiration était précipitée et laborieuse, et il avait pendant plus de vingt ans été tourmenté d'un asthme habituel et d'une grande difficulté d'expectorer le phlegme tenace et visqueux qui l'empêchait presque de respirer. Peu de minutes après qu'il eut été soumis au courant galvanique, sa respiration devint parfaitement libre, et il fut en état d'expectorer avec facilité et même de monter l'escalier sans souffrir. Au bout d'un mois il obtint une guérison complète et permanente.

Un homme de moyen âge qui depuis plusieurs années était sujet à des attaques très-fréquentes et subites d'un asthme spasmodique, et qui était souvent obligé de sauter précipitamment à bas de son lit et d'ouvrir la fenêtre pour laisser entrer l'air et éviter la suffocation, ne fut pas soulagé de suite par le galvanisme; il n'éprouva même aucune diminution de ses souffrances jusqu'à ce que le remède eût été continué pendant six semaines, au bout duquel temps sa guérison devint complète.

Comme je rapporterai plus tard plusieurs exemples d'asthmatiques auxquels le galvanisme a été essentiellement utile, je me contenterai d'ajouter ici que de tous les remèdes contre l'asthme, qui sont à ma connaissance, il n'en est pas un qui ait opéré un aussi grand nombre de guérisons que le galvanisme, qui a souvent obtenu des succès après la non-réussite de l'électricité et de tous les autres modes de traitement, quoique employés avec persévérance, sous la direction et la surveillance des plus habiles médecins et chirurgiens dans toutes les parties du monde (*).

Angina pectoris.

Je n'ai été à portée qu'une seule fois d'essayer la vertu du galvanisme dans cette maladie. Le

---

(*) *Voyez* la *Gazette de santé*, pour décembre 1824, page 1176, où il est fait mention d'une expérience faite à l'Hôtel-Dieu, à Paris.

vieillard qui en était atteint obtint un grand soulagement de l'agent galvanique; j'en parlerai avec détail dans l'appendice.

MALADIES CACHECTIQUES.

Cette classe de maladies provient de l'état vicié des humeurs du corps, suite de la dépravation du tout ou de certaines parties.

Atrophie.

L'atrophie est une espèce de consomption, ou de dépérissement graduel, ou émaciation du corps, ou de quelqu'un de ses membres; conséquence d'une nourriture défectueuse, par mauvaise digestion ou perte de force nerveuse, ou bien de quelque maladie organique des viscères thoraciques ou des viscères abdominaux. Comme le galvanisme s'applique avantageusement dans la dyspepsie, en rétablissant le ton des organes de la digestion et en augmentant la puissance nerveuse, il arrête les progrès de l'atrophie et souvent guérit la maladie ; mais lorsqu'un changement de structure des organes vitaux se manifeste, le galvanisme doit nécessairement être sans succès. Dans les cas nombreux d'indigestion, dont l'émaciation était le principal trait, et où les fonctions animales étaient affaiblies au point d'enlever tout espoir de guérison, j'ai constamment remarqué que du moment que l'action digestive était rétablie, la perte de substance corporelle était bientôt réparée.

On en trouve un exemple frappant dans la maladie d'un homme à la fleur de l'âge, qui pendant plusieurs années avait été tourmenté de maux d'estomac et d'entrailles, et qui était presque réduit à l'état de squelette. Dès le commencement du traitement galvanique, le malade se fit peser, afin de voir quel effet le remède aurait sur son corps. Ayant été soumis à un régime sévère, il s'imaginait qu'un plus grand degré d'émaciation serait une conséquence du plan qu'il allait suivre; mais, au bout de quinze jours, il fut tout surpris de trouver qu'il avait acquis un poids additionnel de trois livres. Au bout de six semaines il recouvra sa première santé et sa première force, et bientôt après devint très-robuste.

Physconie.

Lorsque l'indigestion et la constipation habituelles ont donné lieu à une distension des en-

trailles et une corpulence malsaine, le galvanisme a, en plusieurs circonstances, diminué
la grosseur de l'abdomen et des autres parties
du corps.

Un homme d'environ cinquante ans, attaqué
de dyspepsie, qui avait aimé la bonne chère et
était devenu très-corpulent, fut au bout de
quinze jours réduit de quatre pouces en circonférence, ce qu'il vérifia en se mesurant; au bout
de cinq semaines il recouvra sa première force
et son ancienne activité.

Phthisie pulmonaire commençante.

Commencement de phthisie, premier période
de consomption. J'ai trouvé que le galvanisme
est très-utile pour arrêter, ou du moins retarder les progrès de cette maladie; mais je n'ai
réussi à la guérir que dans deux individus.

Il y a environ huit ans que j'eus un exemple
bien marqué de phthisie, dans un garçon d'environ quinze ans, chez lequel s'étaient manifestés
des symptômes d'un commencement de consomption; particulièrement respiration laborieuse, émaciation, prostration des forces, cra-
chement de sang, et une toux qui le tourmentait
constamment, qui était extrêmement incommode la nuit, avec un léger degré d'agitation

fébrile. Comme ce malade souffrait aussi d'une indigestion et d'une diarrhée, je dirigeai l'influence galvanique sur son estomac, son foie et ses entrailles, évitant avec soin toute excitation des poumons. Dans le courant de trois semaines, le malade fut délivré des symptômes qui l'avaient oppressé, et quinze jours après il recouvra son ancienne santé. Un an après, ce jeune homme m'informa que depuis sa guérison la maladie n'avait jamais reparu. Je raconterai l'autre exemple dans l'appendice.

Consomption pulmonaire.

Je n'ai vu qu'un seul exemple de cette maladie désespérée, dans laquelle j'ai employé le galvanisme, qui a procuré un grand soulagement au malade mourant.

Le malade, jeune homme d'environ vingt ans, était au dernier période d'une consomption pulmonaire, qui avait été précédée par une violente inflammation des poumons que le traitement le plus judicieux et le plus actif n'avait pu venir à bout de surmonter. Son médecin ainsi que ses parens me prièrent de tenter l'effet du galvanisme ; j'y consentis, mais comme simple essai, et sans espoir d'aucun résultat favorable ; car le malade avait été abandonné du docteur Baillie , et d'autres médecins qui l'avaient soigné, et qui avaient émis l'opinion qu'il n'avait pas plus de trois jours à vivre. La première application du galvanisme eut lieu dans un moment où le malade était agité d'un grand mouvement de fièvre, où ses joues brûlaient du feu de l'accès, où sa respiration était extrêmement oppressée et où l'expectoration était difficile. Dans l'espace de trois minutes, les pulsations furent diminuées de cent vingt à cent; il expectora facilement une quantité de matière muqueuse et purulente ; la fièvre et la soif l'avaient quitté; il eut pendant la nuit un repos rafraîchissant, et se trouva soulagé de la toux violente et continuelle qui le tourmentait. Le jour suivant, il discontinua les médecines apéritives, parce que ses entrailles étaient suffisamment mues par le secours du galvanisme seul, qui excitait les organes biliaires et produisait les sécrétions salutaires du foie. Le bien extraordinaire que le malade avait obtenu, non-seulement surprit les médecins et chirurgiens qui le traitaient, mais encore les engagea à me prier de continuer le galvanisme, ce que je fis chaque jour pendant environ un mois, avec des résultats qui me convainquirent entièrement de

ses vertus curatives ; car le malade , non-seulement recouvra l'appétit et la digestion , mais
encore se trouva délivré des symptômes alarmans
qui l'avaient tant tourmenté. Après cette époque, il succomba graduellement à la maladie
et expira sans presque aucune douleur appa-
rente. Le chirurgien-apothicaire qui le visitait,
publia les détails de la maladie dans un journal
dont il était l'éditeur, sous le titre de *Medical
Intelligencer*, pour juin 1820, p. 186.

« Nous en fîmes l'essai (du galvanisme) sur un
» jeune homme qui se mourait d'une consomp-
» tion tuberculaire ordinaire , et qui en est
» effectivement mort; et nous avons le plaisir
» de dire qu'il retarda évidemment les progrès
» de la maladie, et du moins rendit les derniers
» momens de son existence supportables. Après
» dix jours d'application journalière, le nombre
» des pulsations fut réduit de cent vingt à qua-
» tre-vingt et au-dessous; la quantité de matière
» expectorée fut diminuée; le pouvoir d'expec-
» torer fut augmenté , et le système fut telle-
» ment calmé , que le malade , non-seulement
» s'endormit plusieurs fois pendant l'opération,
» mais encore fut en état de continuer dans un
» état voisin du bien-être, puisque l'irritation
» avait cessé, jusqu'à ce qu'enfin il fut réduit à

» un état d'émaciation et de faiblesse, que nous
» n'avons jamais vues surpassées (*). »

Le bon résultat que j'avais obtenu dans cette circonstance, m'engagea à employer le galvanisme au soulagement des personnes attaquées de consomption. Chez plusieurs malades que j'eus à traiter, les progrès de la maladie pulmonique furent évidemment retardés, et les malades obtinrent un grand soulagement, mais ils finirent tous par succomber.

J'ai toujours eu soin de m'assurer de l'état des poumons au moyen de l'instrument de Laennec, appelé le stethoscope, et j'ai, dans ces maladies, découvert des ulcérations dans un lobe, ou dans les deux lobes de ces organes vitaux.

Hydropisies.

Dans quelques exemples de cette maladie, le galvanisme a procuré un bien plus ou moins grand, suivant les causes qui l'avaient produite. Comme je n'ai eu qu'un petit nombre d'occasions d'employer mon remède contre l'hydropisie, je ne puis citer un grand nombre de guérisons.

____

(*) *Voyez* la *Gazette de santé*, pour septembre 1820, page 644.

Hydrocéphale (hydropisie de la tête), et hydrocéphale interne (hydropisie du cerveau).

Je n'ai fait aucune expérience des vertus du galvanisme dans ces maladies, par conséquent je ne puis dire jusqu'à quel point il peut y être utile. Si je fais jamais un essai, je croirai de mon devoir d'en publier les résultats dans les journaux de médecine, pour l'information des membres de la faculté.

Hydrothorax (hydropisie de poitrine).

Dans cette maladie incurable, j'ai en général plus souvent réussi à donner du soulagement que dans toute autre espèce d'hydropisie. Dans certains cas, le malade et moi nous pensions avoir les espérances les mieux fondées de guérison ; mais une suspension dans l'action de la maladie est tout ce que j'ai pu obtenir, et je ne connais pas un seul exemple de guérison. Dans plusieurs cas, les apparences morbides après la mort ont pleinement démontré un vice considérable de structure dans les organes vitaux, et dans les viscères thoraciques et abdominaux. Voyez l'appendice.

Ascite (hydropisie du bas-ventre).

Je n'ai pas eu un seul exemple de cette maladie à traiter par le galvanisme, et ne puis, par conséquent, que préjuger son utilité dans cette espèce d'hydropisie, d'après les résultats favorables obtenus dans le traitement de l'anasarque et autres espèces.

Tympanite (distension venteuse du ventre).

Je n'ai eu à traiter qu'un seul individu attaqué de cette maladie.

Un médecin qui n'en avait pas long-temps souffert, après avoir essayé divers remèdes avec peu de succès, obtint un grand soulagement de l'application du galvanisme; mais il ne put compléter sa guérison parce qu'il fut obligé de partir pour la province où des affaires pressantes l'appelaient, et je n'ai pu rien apprendre du résultat définitif, ne sachant où lui adresser mes lettres.

Hydropisie enkistée de l'ovaire.

Je n'ai vu que quatre exemples de cette maladie qui ne donne presque aucun espoir de
guérison. Le galvanisme fut administré à une
femme âgée et à deux demoiselles, mais sans
succès ; pour une autre dame, qui était âgée de
quarante-cinq ans, et qui depuis quinze ans
avait une tumeur hydropique de l'ovaire, le
galvanisme employé conjointement avec l'électricité donna les meilleurs résultats. Lorsque
cette dame s'adressa à moi pour la première fois,
elle avait l'apparence d'une femme qui est au
moment d'accoucher. Mais après un mois d'application de l'électricité, elle diminua d'environ
deux pouces en circonférence. Je fis alors usage
du galvanisme pendant un mois, ce qui produisit une nouvelle réduction de trois ou quatre
pouces. En alternant ainsi le traitement électrique et le traitement galvanique pendant plusieurs mois, la malade fut rendue à peu près à
sa grosseur naturelle; l'irritation du col de la
vessie et la contrainte habituelle des entrailles
qui durait depuis très-long-temps, cessèrent, et
maintenant sa santé *générale* est parfaitement
bonne.

Hydrocèle

ou

Hydropisie du scrotum.

Je n'ai eu à traiter que deux personnes affligées de cette maladie. Dans le cas qui paraissait le plus favorable, je n'ai pu procurer que du soulagement; dans l'autre qui présentait peu d'espoir, la guérison a été parfaite.

Hydatides.

Dans cette espèce d'hydropisie, la lymphe est contenue dans de petites vessies jointes ensemble comme un grappe de raisin, et on les trouve quelquefois dans le foie et dans l'utérus. J'ai traité, il y a quelques années, une dame attaquée d'une maladie du foie; elle me dit qu'avant son rétablissement elle avait rendu une immense quantité d'hydatides, tant des intestins que de l'utérus, à la suite d'un court traitement galvanique.

Anasarque.

Dans l'*anasarque*, hydropisie de la membrane cellulaire (quelquefois appelée hydropisie générale), qui se manifeste par une enflure aqueuse des membres, provenant du défaut d'action dans le système lymphatique, le galvanisme a produit de copieuses sécrétions de la peau et des reins, et a fait graduellement disparaître la maladie.

Un homme entre deux âges, qui souffrait depuis quelque temps d'une obstruction dans le foie, et d'une affection hydropique dans les jambes et les cuisses, qui s'étendait même jusqu'au scrotum, fut en peu de temps parfaitement soulagé et finalement guéri de cette maladie.

Scrofules (écrouelles).

C'est une maladie d'une nature particulière, que l'on croit être une maladie idiopathique ou primaire, provenant de l'état acrimonieux du sang et de la condition morbide des glandes lymphatiques. Cette maladie attaque quelquefois non-seulement les parties extérieures du corps, mais souvent les organes de la vitalité, et finit généralement par devenir une consomption tuberculaire. La première indication d'une maladie scrofuleuse latente a lieu par de petites

enflures dures et indolentes des glandes conglo-
bées ou simples, du cou, du menton, des mamelles chez les femmes, et d'autres glandes du
corps, tant chez les hommes que chez les femmes. Si ces tumeurs ne sont pas dissipées, elles
restent long-temps avant de se former en abcès,
elles suppurent enfin, dégénèrent en ulcères,
et lorsqu'elles sont guéries, laissent après elles
des cicatrices désagréables à la vue. Il importe
peu de rechercher si la maladie des écrouelles
est la suite d'un dérangement dans les fonctions
digestives, ou si elle est héréditaire ou acquise;
l'intention curative est toujours remplie quand
on a rétabli la régularité et la vigueur de la circulation, et qu'on a donné du ton et de l'énergie à la constitution. Le meilleur moyen d'obtenir ces résultats est de favoriser une bonne digestion, en excitant l'action du système lymphatique. Comme le galvanisme possède une
influence particulière sur le système vasculaire
aussi bien que sur le nerveux, ainsi qu'on a pu
s'en convaincre par les faits que j'ai déjà cités,
j'ai trouvé qu'il était efficace non-seulement
contre les affections prédisposantes aux scrofules,
mais aussi contre ces maladies mêmes. C'est ici
un objet d'une grande importance pour la société

en général, vu que cette maladie règne peut-
être plus généralement dans ce pays que dans
aucun autre en Europe, ce que l'on a attribué
à notre climat froid, humide et variable, ainsi
qu'à notre manière de vivre. Les médecins cé-
lèbres qui ont publié des ouvrages sur cette matière, recommandent l'application locale de
l'électricité et du galvanisme pour guérir les
affections scrofuleuses des glandes, et j'ai, dans
plusieurs cas, fait usage de ces deux agens sous
diverses formes. L'effet produit sur ces tumeurs
dures et indolentes était ou la dispersion ou
la suppuration, suivant l'état des glandes. Mais
comme je n'ai jamais regardé comme une cure
radicale la guérison de l'affection locale provenant d'une accumulation de matière morbifique
dans certaines parties, soit dispersée et repor-
tée dans le système par absorption, soit déchar-
gée d'un abcès, j'ai été naturellement engagé
à employer le galvanisme sur les organes vitaux,
afin de frapper à la racine du mal, et j'ai le
bonheur de dire que dans la majeure partie des
cas qui se sont présentés, j'ai entièrement réussi
dans l'accomplissement de mes vues. Je puis
encore ajouter que les trois quarts des maladies
que j'ai eues à traiter avaient une origine scro-

fuleuse, qui était restée cachée pendant plusieurs années et dont les malades ne s'étaient pas aperçus. Voici quelques faits qui viennent à l'appui de ces remarques.

Un homme de moyen âge, qui depuis quelques mois avait plusieurs petites tumeurs dures et indolentes sous le menton et en diverses parties du cou, qu'aucune application locale n'avait pu écarter, fut entièrement guéri en peu de semaines, par l'administration topique du galvanisme.

Un jeune homme, en apparence bien portant, qui souffrait beaucoup de glandes au cou et tuméfiées, vint chez moi pour que je lui fisse l'application du galvanisme. L'abcès perça en très-peu de temps, et le malade fut bientôt rétabli. Le traitement constitutionnel de la maladie ayant été négligé pendant plusieurs années, le mal attaqua les organes vitaux, résista à tous les moyens employés par la médecine, et bientôt après le malade mourut d'une consomption pulmonaire.

Un garçon d'environ neuf ans, qui avait une tumeur scrofuleuse au cou, laquelle défigurait son visage, affaiblissait sa vue, et détruisait son ouïe, fut envoyé vers moi par un habile chirurgien, pour l'application du galvanisme, attendu que le traitement topique et général qui avait été habilement employé n'avait eu aucun résultat avantageux. Les stimulans locaux de l'électricité et du galvanisme, quoique soigneusement appliqués, ne firent pas un bien grand effet; j'employai alors le galvanisme comme remède constitutionnel, et dans l'espace de quelques semaines je réussis à guérir complétement le malade.

Une femme mariée avait extrêmement souffert pendant quelques années d'une tumeur douloureuse au sein, qui avait graduellement augmenté de grosseur et de dureté, malgré l'application fréquente de sangsues et l'emploi d'autres remèdes, tant locaux que constitutionnels. Après quelques applications internes du galvanisme, la douleur diminua, et elle fut surprise de voir que sa tumeur était considérablement diminuée et ramollie; elle disparut lorsque la malade eut recouvré la santé. Sa maladie était évidemment liée avec le dérangement des organes hépatiques.

Un particulier qui avait depuis quelques années une plaie scrofuleuse très-profonde à une certaine glande, et en avait détruit une partie,

et qui n'avait pu être guéri par tous les remèdes internes et externes qu'il avait pris d'après
les ordonnances de ses médecins, me dit qu'a-
près quinze jours d'un traitement galvanique,
dirigé vers les organes digestifs, il avait éprouvé
un soulagement considérable, et qu'au bout
d'un mois il avait été complétement guéri de
cette affection locale ; mais je suis fâché de dire
que sa santé générale ne fut point rétablie aussi
parfaitement, ce qu'il attribuait franchement
à son genre irrégulier de vie.

Je donnerai dans l'appendice quelques exemples d'affections scrofuleuses à la hanche et au
genou.

Maladie des glandes mésentériques.

Dans cette maladie, à laquelle les enfans sont
très-sujets, je n'ai pas été à même d'essayer le
galvanisme, et par conséquent je ne saurais dire
jusqu'à quel point il pourrait être utile ; mais
je crois qu'il vaut certainement bien la peine
de faire un essai (*).

(*) Le *Journal de medecine et de chirurgie d'Édim-*
bourg, pour janvier 1824, fait mention, à la page 23o,

Scorbut.

Je n'ai pas été à même de traiter beaucoup de maladies scorbutiques ; la plupart étaient très-légèrement et très-imparfaitement caractérisées, et on ne pouvait en assigner d'autre cause que le dérangement des fonctions du canal alimentaire. Les boutons rouges et les éruptions cuticulaires à la poitrine et aux membres, aussi bien que les vésicules qui contenaient la lymphe âcre, disparurent lorsque la santé générale fut rétablie. A l'appui de cela, j'établirai quelques faits sous le titre de *Maladies cutanées*, et rapporterai dans l'appendice deux exemples remarquables.

MALADIES DE LA PEAU.

La plupart des maladies cutanées chroniques que j'ai eues à traiter ont été décidément liées avec des maladies constitutionnelles, principa-

---

de trois exemples remarquables de scrofules, dans lesquels l'iode est appliqué avec succès par M. A. Delisser, chirurgien. J'y renvoie mes lecteurs,

lement celles des organes digestifs, amenant
généralement la délibilié et un état cachectique
du système, une irritabilité particulière de la
peau, et un empêchement de la transpiration
insensible. La dyspepsie, avec les éruptions
dans les diverses parties du visage et du corps,
semblables à des taches jaunes et livides, principalement autour de la poitrine, ont été bientôt guéries par l'influence du galvanisme seul,
dirigée sur les organes digestifs.

Une jeune dame qui depuis quatre ans souffrait d'une indigestion qui était accompagnée
de cette affection particulière de la peau, fut
entièrement guérie de cette maladie, il y a sept
ans, et n'en a plus été atteinte.

Un particulier qui avait long-temps été sujet
à de gros boutons au front et au cou, et à des
furoncles douloureux en diverses parties du
corps, en fut parfaitement délivré par un traitement galvanique et n'en a plus eu depuis
quelque temps.

Herpes.

J'ai vu peu d'éruptions herpétiques, qui n'é-
taient point d'ailleurs combinées avec un grand

dérangement constitutionnel ; l'administration interne du galvanisme, par son influence sympathique sur la peau, a généralement fait disparaître ces affections, après la guérison de la maladie qui en avait été le principe.

Dans un cas récent, une malade qui souffrait extrêmement d'une horrible affection herpétique aux jambes et aux pieds, qui avait résisté à tous les remèdes qui avaient été prescrits, obtint le plus grand soulagement du galvanisme appliqué au système seulement, et en fut entièrement délivrée ; mais comme la malade ne persévéra pas assez long-temps dans l'emploi du remède pour obtenir une guérison complète de sa maladie constitutionnelle, elle a eu une rechute.

DE LA GOUTTE.

La goutte est une maladie douloureuse causée par une action morbide d'un caractère particulier, qui amène une inflammation aigüe ou chronique des membranes des jointures affectées, laquelle, dans le paroxysme de la maladie, est accompagnée d'une fièvre symptomatique. Il n'est pas douteux qu'il y ait dans certaines personnes une prédisposition à la goutte ; mais les

meilleurs auteurs, et les médecins les plus ex-
périmentés du siècle, sont décidément d'opinion
que l'on peut faire remonter distinctement la
cause principale excitante de la maladie à quelque dérangement d'action dans les organes digestifs. Comme l'indigestion produit souvent
une habitude pléthorique du corps, ou l'irritabilité des nerfs et l'affaiblissement des forces,
et rend les dyspepsiques sujets à la goutte, le
traitement le plus efficace pour la cure de la
maladie primaire, ou principe, doit, suivant
la nature des choses, être le plus avantageux,
le plus propre à faire disparaître la maladie secondaire, qui en est la conséquence. C'est donc
sur ce principe que les vertus curatives du galvanisme sont applicables pour empêcher, aussi
bien que pour opérer la guérison de la goutte.
Dans le période aigu de la maladie, le galvanisme est contre-indiqué et ne devrait par conséquent pas être employé; mais dans le période
chronique, le galvanisme s'adapte parfaitement
à la maladie, et je l'ai administré comme remède constitutionnel avec le plus grand succès.

Goutte atonique.

Lorsqu'une diathèse goutteuse existe dans le système, sans aucune action inflammatoire dans les jointures, qu'il y a plusieurs symptômes d'indigestion, et lorsque l'énergie constitutionnelle est tellement affaiblie qu'elle ne peut localiser la maladie; l'influence du galvanisme guérit plus généralement le mal qu'elle n'amène un paroxysme régulier. Ceci est un fait dont j'ai des preuves nombreuses, et je pourrais citer plusieurs exemples à l'appui de cette observation, mais un seul suffira.

Un malade vint, il y a quelque temps, pour me consulter; sa respiration était difficile et pénible, et je lui administrai le galvanisme. Dans un moment sa respiration devint facile, et la douleur dont il se plaignait passa de suite dans le gros orteil; en suivant mon plan ordinaire pendant quelques jours, l'action goutteuse cessa et le malade recouvra sa santé générale.

Chez un petit nombre de malades, l'application du galvanisme a amené un paroxysme régulier de la maladie.

Un homme entre deux âges, qui depuis plusieurs années souffrait d'une goutte atonique, et qui avait eu recours au galvanisme, au moyen duquel il avait recouvré ses fonctions digestives, et jouissait en apparence d'une bonne santé, éprouva un accès subit et violent de goutte ; il en fut guéri par le traitement ordinaire. Ceci arriva il y a quelques années, depuis lequel temps j'ai appris que la personne n'a pas eu de rechute.

Goutte déplacée.

J'ai traité plusieurs personnes attaquées d'inflammation goutteuse chronique de l'estomac, du foie et des entrailles, qui ont presque instantanément été guéries par l'influence galvanique.

Un goutteux qui se plaignait d'une douleur violente dans la région du foie, laquelle s'étendait jusqu'aux entrailles, et qui de temps en temps éprouvait des spasmes violens dans l'estomac, ainsi que des étourdissemens et des douleurs dans la tête et dans les yeux, vint chercher du soulagement chez moi. Comme le malade était en ce moment dans un état d'irritation considérable, j'eus la précaution de n'employer qu'une légère tension galvanique, que je dirigeai vers la région du foie; mais à ma grande surprise, il m'assura que la douleur qu'il avait ressentie dans le côté et dans les entrailles était passée de suite dans le gros orteil du pied droit, en sorte qu'il put à peine traverser la chambre, et qu'il fut forcé de prendre une voiture pour s'en retourner. Le lendemain il revint chez moi à pied, et après un petit nombre d'applications du galvanisme la maladie disparut entièrement.

Goutte remontée.

J'ai eu quelques malades chez lesquels la matière goutteuse s'est manifestée comme un principe subtil, qui se transportait subitement des extrémités aux organes de la vitalité.

Un homme âgé qui depuis plusieurs années souffrait extrêmement d'attaques régulières de goutte aux mains et aux pieds, s'adressa à moi pour être guéri de la surdité. Comme le sens de l'ouïe à son oreille gauche était à peu près perdu, je fis usage de l'électricité afin de rétablir le ton dans le nerf auditif. Au bout de trois semaines il pouvait entendre le bruit du mouvement d'une montre, à la distance de la longueur du bras, tandis qu'auparavant il ne pouvait l'entendre même lorsqu'elle était tout près de son oreille, en sorte qu'il se tint pour sûr de sa guérison. Le lendemain il vint me trouver accablé de désespoir, et me dit que tout le bien qu'il avait obtenu se trouvait perdu, puisqu'il était plus sourd que jamais, ce qu'il attribua à une attaque de goutte dans la tête, survenue la nuit précédente. Peu de jours après il eut un paroxysme régulier, et alors il recouvra l'ouïe au même degré qu'il avait obtenu auparavant. Après que le malade fut rétabli de cet accès de goutte, et pendant qu'il avait une autre attaque de goutte déplacée dans les poumons, d'où elle passait quelquefois dans les viscères abdominaux, j'employai le galvanisme durant quinze jours, ce qui opéra le parfait rétablissement de sa santé, et le délivra des paroxysmes de goutte pendant plusieurs années.

Il s'est présenté plusieurs autres cas dans lesquels l'application du galvanisme, après le paroxysme goutteux, en a empêché le retour périodique ordinaire. J'ai vu les paroxysmes de goutte les plus violens dans toutes les jointures du corps, et j'ai dans plusieurs circonstances procuré un grand soulagement, au moyen de bains d'air chaud, de bains généraux, de bains pneumatiques de vapeur (agens médicinaux dont je parlerai dans la suite); mais je n'ai jamais administré le galvanisme pendant que le malade était dans un état d'excitation inflammatoire.

Un homme d'un certain âge qui s'adressa à moi, souffrait depuis longues années les plus violens accès d'une goutte régulière, et était souvent retenu dans son lit des semaines entières par une succession de paroxysmes goutteux, qui d'abord affectaient le coude, le poignet et la main droite, ensuite les jointures de la main gauche, puis le genou et le pied droit et enfin les jointures de la jambe gauche. Je lui fis prendre des bains pneumatiques à vapeur, qui en peu de jours lui procurèrent un grand soulagement. Bientôt il fut soumis à un traitement galvanique, à une diète convenable, et prit de temps en temps de la rhubarbe et de la magnésie; par l'emploi de ces moyens, il recouvra en peu de semaines sa santé générale, et pendant plusieurs années fut exempt de ces attaques périodiques de goutte auxquelles il avait été près de succomber. Je dois ajouter que quoiqu'il lui restât encore un gonflement des articulations, cependant ses forces musculaires étaient considérablement augmentées, et il pouvait faire une longue marche sans douleur et sans fatigue.

Rhumatisme.

Le rhumatisme est aussi une maladie douloureuse provenant d'une affection inflammatoire des parties membraneuses et tendineuses des muscles et des jointures. Dans le période aigu de cette maladie, que l'on appelle quelquefois goutte rhumatique, elle ressemble fortement à la goutte, mais elle en diffère en quelques points, particulièrement en ce qu'il affecte les grosses jointures du corps, comme les épaules, les hanches et les genoux, et qu'il est accompagné d'une sensation d'engourdissement, de douleurs corrosives, et de l'enflure des parties. Tant qu'il y a fièvre, il ne faut pas faire usage de stimulans, mais un traitement médical actif doit faire disparaître les symptômes urgens. Dans le période chronique, l'emploi de l'électricité et du galvanisme a été très-efficace.

Que le rhumatisme soit souvent produit par des causes accidentelles et externes, c'est ce qui ne peut être mis en doute; mais que la prédisposition à cette maladie provienne souvent de l'état des organes de la digestion, c'est ce que je suis à même de prouver par une variété d'exemples que j'ai eus devant les yeux, et dans lesquels les douleurs rhumatismales ont cessé aussitôt que j'ai eu corrigé la fermentation acéteuse de l'estomac par des absorbans et des alkalis, et en stimulant l'action du foie par le fluide galvanique, sans aucune application topique ou directe aux parties affectées. Je donnerai plus tard des exemples à l'appui de ce fait.

Les affections rhumatismales de la tête et des épaules sont souvent symptomatiques de l'état de dérangement de l'estomac et de l'inertie du foie, et il y a une foule d'exemples dans lesquels l'application du galvanisme à ces organes a de suite fait disparaître ces douleurs irrégulières, comme je le prouverai par les cas rapportés dans l'appendice.

Lumbago (douleur des lombes).

L'emploi du galvanisme dans cette maladie a été suivi des mêmes effets.

Chez un malade qui avait souffert du lumbago pendant plusieurs années, et qui n'avait pu prendre l'exercice ordinaire sans une augmentation de ses douleurs, le traitement galvanique continué pendant quelques semaines l'a totalement délivré de son mal.

Sciatique.

Cette maladie a également cédé au même genre de traitement, dans la généralité des cas où les fonctions digestives étaient dans un état de dérangement.

Un exemple frappant de cette espèce se présenta à moi il y a quatre ans, dans un homme d'un âge avancé, qui était devenu boiteux de la jambe droite par suite d'une affection dans le nerf sciatique : ce membre avait perdu sa force et partie de sa substance, quoique la santé générale ne fût pas sensiblement affectée. Le

20

malade avait consulté un savant médecin qui me l'avait adressé pour que je lui fisse l'application topique du galvanisme. Mais ce remède ne lui fit aucun bien, et augmenta plutôt sa claudication après deux ou trois essais. Alors je lui suggérai qu'il serait à propos d'attaquer les organes hépatiques, et pendant trois semaines je lui appliquai le galvanisme avec un succès admirable. Au bout d'un mois, l'estomac et le foie firent leurs fonctions, et le malade fut en état de se passer de canne. Il put marcher avec facilité. Par l'usage subséquent des bains pneumatiques à vapeur, l'on vit augmenter rapidement la partie charnue de la jambe et de la cuisse, qui avaient beaucoup dépéri.

L'application directe du galvanisme dans la sciatique ou dans les douleurs rhumatismales, dans une partie quelconque des membres, a été également utile.

Un exemple remarquable de guérison eut lieu l'année dernière.

Un particulier qui avait une attaque, en apparence légère, de sciatique, qui pendant long-temps avait beaucoup affaibli sa jambe gauche et l'avait rendu incapable de prendre son exercice ordinaire et qui avait produit une diminution considérable dans la grosseur de ce membre, essaya inutilement divers remèdes constitutionnels et locaux, y compris le galvanisme, dirigé sur le système et l'électricité dirigée sur les parties affectées. Il fut parfaitement guéri par un petit nombre d'applications du galvanisme depuis l'épine du dos, le long du nerf sciatique jusqu'à la jambe et au pied, et j'ai la satisfaction de dire que sa guérison fut aussi permanente que complète.

Maladie mercurielle.

Dans cette maladie, qui est la suite d'un traitement mercuriel mal administré et quelquefois aussi de l'emploi le plus méthodique du mercure, maladie que quelques-uns appellent syphiloidia, ou pseudo-syphilis, et qui affecte les jointures et les glandes, le galvanisme a été employé avec beaucoup de succès pour la guérison tant de la maladie générale que de l'infirmité locale. Dans les maux de gorge, les tumeurs et les ulcères, aussi-bien que dans les affections des tendons et des os par l'effet du mercure, le traitement galvanique a été extrêmement utile. J'en ai vu plusieurs exemples, que je ne détaillerai point parce qu'il n'y a eu aucune particularité remarquable ; je ferai observer seulement que, dans certains cas, le traitement constitutionnel seul a opéré la guérison, et que, dans d'autres, l'application topique du galvanisme a fait disparaître les douleurs occasionnées par le rhumatisme mercuriel. Quoique les vertus revivifiantes du galvanisme aient été vivement senties dans plusieurs constitutions affaiblies, et que son énergie particulière, pour ranimer les glandes torpides et augmenter les forces nerveuses, ait été complétement éprouvée par ceux dont les habitudes de la vie sont préjudiciables à leur santé, cependant je n'ai que trop souvent vu les suites de ces imprudences contrarier mes efforts pour rétablir la santé de personnes qui, sans l'intempérance de leurs passions, auraient vécu exemptes de maladie. Dans les cas qui nécessitaient un traitement mercuriel, un petit nombre d'applications du galvanisme, aidées par de très-petites doses de calomel, ont produit des effets sur les gencives et sur les glandes salivaires, et rempli l'intention curative dans moitié moins de temps que celui exigé par l'usage seul du mercure. Que le galvanisme accélère l'action du mercure, c'est un fait incontestable que je puis prouver par les nombreux exemples que j'ai eus sous les yeux, aussi-bien que par l'observation de plusieurs médecins qui m'ont recommandé des malades; et quoique je ne puisse ni ne veuille dire pour le moment que l'application interne du galvanisme pourrait effectuer une guérison permanente de la syphilis, cependant, d'après mon expérience, dans une variété de cas, j'oserai affirmer qu'il sera d'un très-grand secours dans le traitement mercuriel et qu'il en abrégera la durée, et ce qui est d'une bien plus grande importance, qu'il contrariera les effets pernicieux et alarmans de ce poison minéral sur le système nerveux, en soutenant la vigueur constitutionnelle des malades débilités et des scrofuleux chez lesquels les effets de ce remède sont souvent aussi destructifs que le mal lui-même. Je suis d'autant plus porté à faire cette communication aux médecins et aux chirurgiens, ainsi qu'au public intelligent, que le traitement de cette maladie ne forme nullement une partie distincte de ma pratique, quoiqu'elle soit de temps à autre soumise à mon observation. Ceux qui sauront apprécier ma remarque, fondée sur une expérience réelle, pourront se satisfaire à cet égard en faisant, de bonne foi, l'essai de l'emploi combiné de l'onction mercurielle et de l'influence galvanique, administrées chaque jour jusqu'à ce qu'ils produisent le ptyalisme, et ensuite, en observant les effets très-différens qui résulteront d'un traitement, même très-court, de mercure administré sous sa forme la plus douce, et du plan que j'ai suggéré. J'appelle de nouveau l'attention des membres de la Faculté sur l'idée que j'ai insinuée, et j'espère que, considérant la possibilité de saüver la vie à plusieurs individus et d'éviter la destruction de leurs forces constitutionnelles, ils seront portés à confirmer ou à réfuter mon observation, résultat d'une expérience qui, à la vérité, n'a pas été, sur ce dernier sujet, très-étendue.

MADADIES PARTICULIÈRES AUX HOMMES.

Les *maladies particulières aux hommes*, provenant de causes constitutionnelles et locales, telles que contractions spasmodiques, sarcocèle, varicocèle, etc., contre lesquelles le galvanisme a été singulièrement efficace, ont été décrites dans un petit ouvrage séparé qu'on peut se procurer chez l'éditeur ; car comme cet ouvrage-ci est destiné à être lu de tout le monde, je désire éviter de communiquer tous les faits, quelque importans qu'ils soient, qui pourraient m'attirer la plus légère accusation d'indélicatesse.

MALADIES PARTICULIÈRES AUX FEMMES.

Dans les maladies auxquelles les femmes sont sujettes, dans les divers périodes de leur grossesse, on ne doit employer ni l'influence électrique ni l'influence galvanique, parce que ces excitans ont une action particulière sur le système utérin, et qu'il est très-probable qu'ils occasionneraient l'avortement. J'engage donc les femmes enceintes de la manière la plus pressante à ne jamais recourir à ces moyens sous quelque prétexte que ce soit.

Dans diverses autres maladies auxquelles les femmes délicates et d'une constitution scrofuleuse sont sujettes, telles que tumeurs charnues, polypes, cancers et maladies organiques de la matrice, l'électricité et le galvanisme sont totalement inapplicables et peuvent être très-per-

nicieux; mais il est d'une très-grande importance que les femmes sachent que le galvanisme
est particulièrement propre à guérir toutes les
incommodités qui se lient avec leurs indispositions naturelles et périodiques, même après le
non-succès du traitement médical le plus judicieux.

Dans la chlorosis, ou pâles couleurs, qui souvent précède l'âge de puberté et qui provient
d'un dérangement constitutionnel occasionné par
une indigestion, une nourriture défectueuse,
ou une diminution d'énergie dans les forces
vitales, le galvanisme produit les meilleurs effets, et chez la plupart des malades que j'ai
traitées, il a complétement rétabli les fonctions
digestives, augmenté l'action artérielle et produit un résultat qui a opéré une guérison complète.

Une demoiselle d'environ dix-huit ans, qui
paraissait mieux portante et plus exempte de
symptômes de maladie que n'en a ordinairement une personne qui a les pâles couleurs, et
qui, pendant plus de deux ans, avait essayé
tous les remèdes ordinaires prescrits par divers
médecins, ainsi que les promenades à cheval,

le changement d'air, etc., sans aucune amélioration, fut envoyée chez moi pour être électrisée. Après deux traitemens séparés et sans heureux résultat, entre lesquels il y avait eu un intervalle de quelques mois, elle vint de nouveau me trouver pour avoir un troisième traitement d'électricité. Bien persuadé que l'application du galvanisme au système lui serait plus favorable qu'aucune application locale à l'utérus, je dirigeai le remède aux organes de la digestion pendant quelques semaines, et le résultat fut favorable.

Chez un malade, l'électricité et le galvanisme furent long-temps employés, à la recommandation d'un médecin, et sans succès; mais il fut clairement prouvé que cela provenait d'un vice particulier dans son organisation ; ainsi ces remèdes étaient sans efficacité parce qu'ils n'étaient pas applicables au sujet.

Amenorrhœa (interruption de l'écoulement sanguin périodique).

L'irrégularité dans les époques a lieu fréquemment chez les jeunes personnes et n'est pas de grande importance; mais lorsque des causes sérieuses occasionnent des obstructions de manière à déranger les fonctions de la vitalité, on doit avoir le plus grand soin de faire disparaître la maladie primaire, après quoi, si l'obstruction continue, on doit avoir recours à l'électricité et au galvanisme pour faire disparaître l'obstruction ou la constriction et en rétablir l'action salutaire.

Une femme un peu âgée, qui paraissait bien portante, mais qui depuis près d'un an souffrait de l'obstruction, me fut adressée par un médecin-accoucheur, il y a environ sept ans, pour un essai de traitement d'électricité. On avait inutilement employé les plus puissans emménagogues, aussi-bien que d'autres remèdes. Un traitement d'électricité, continué pendant quinze jours, n'eut aucun résultat favorable. Je dirigeai alors le galvanisme aux organes de la digestion; les affections dyspepsiques cédèrent à son influence, et le bas-ventre reprit entièrement le ton qu'il devait avoir. L'électricité fut ensuite employée pendant quelques jours, et la malade fut parfaitement rétablie; depuis lors elle n'a pas eu de retour de la même maladie.

Dans certains cas, les obstructions occasionnées par le froid, par la frayeur, etc., ont de

suite été guéries par l'excitation locale de l'influence électrique et galvanique. Je ferai observer ici qu'aucune espèce de maladies particulières aux femmes n'a été plus promptement et
plus efficacement guérie par ces remèdes philosophiques que l'obstruction, provenant, soit de
quelque dérangement constitutionnel, soit de
quelque affection locale ; et dans tout le cours
de ma pratique, qui a été très-étendue pour
ces sortes de maladies, il n'y a eu que quatre
circonstances dans lesquelles l'électricité et le
galvanisme ont été sans succès. Chez deux femmes, les organes de la digestion étaient tellement altérés que les malades ne pouvaient retirer assez de nourriture des alimens et conséquemment ne pouvaient faire assez de sang, en
sorte qu'elles se trouvaient réduites au plus bas
degré d'émaciation. Quant aux deux autres, on
n'a pu assigner aucune cause évidente de non-
succès.

Menorrhagia (règles trop fréquentes , trop lon-
gues ou trop abondantes).

Si la maladie est occasionnée par une maladie
organique, on ne doit pas employer le galva-

nisme ; mais si elle provient d'un dérangement d'action des viscères abdominaux, de faiblesse du système nerveux, de relâchement de
l'utérus, ou de causes accidentelles qui affectent
l'esprit ou le corps, on trouvera que le traitement galvanique produira, comme dans les autres cas, un résultat favorable.

Dans plusieurs cas, où l'on a fait un usage
fréquent de la lancette, et où les remèdes stomachiques et toniques judicieusement administrés et les règles diététiques strictement observées n'ont pas réussi, l'influence du galvanisme
a opéré une guérison complète.

Une jeune dame très-replète, qui était fort
sujette à cette maladie et dont les forces vitales
étaient tellement affaiblies qu'on en appréhen-
dait les suites les plus fâcheuses, fut parfaitement guérie par l'application du galvanisme
aux organes de la digestion et aux nerfs de l'épine
dorsale.

Dismenorrhœa (sensations difficiles et pénibles qui accompagnent le cours ordinaire de la nature, et qui affectent les reins, le dos, les entrailles, etc.).

Cette maladie est attribuée à l'action faible et spasmodique des vaisseaux de l'utérus. Il sera évident pour l'observateur, même le plus superficiel que, comme le galvanisme à une influence spécifique sur les affections spasmodiques et sur le système artériel, son application générale ou locale doit être très-utile dans cette maladie.

Parmi un grand nombre de cas de cette nature, j'en citerai un qui, pendant plusieurs années, avait résisté à tous les efforts de la médecine.

Une femme entre deux âges, d'une constitution très-délicate, qui, dès le premier période de son indisposition, souffrait extrêmement, à certaines époques, les plus violentes douleurs spasmodiques dans le dos et dans les entrailles, accompagnées d'étourdissemens, d'envies de vomir, de maux de tête et de vapeurs hystériques, qu'on ne pouvait soulager que par de fortes doses d'opium et d'assa-fœtida, obtint d'un traitement galvanique une guérison tellement décidée, que depuis lors elle n'a plus fait usage de calmans ni d'anti-spasmodiques d'aucune espèce. Les changemens qu'elle avait subis en passant de l'état de fille à celui du mariage, de celui-ci au veuvage, et de ce dernier à un nouveau mariage, n'en avaient produit aucun dans la nature ni dans le degré de ses souffrances, antérieurement à l'application du galvanisme.

A cette époque critique de la vie, où la constitution de la femme éprouve un grand changement, où les retours ordinaires deviennent irréguliers, quant au temps et à la quantité, etoù les sécrétions prennent une apparence maladive, il se forme souvent un principe de maladie générale ou locale qui finit par devenir funeste. A cette époque précaire, où la vigueur constitutionnelle devrait être soutenue pour empêcher une cessation qui, chez certaines femmes, aurait les suites les plus sérieuses, l'emploi du galvanisme a produit les meilleurs effets. Dans certains cas, où des symptômes indiquaient une cessation prématurée, le galvanisme a pleinement réussi à rétablir les retours naturels qui, après avoir continué régulièrement pendant plusieurs années, ont enfin cessé graduellement, sans inconvénient pour la santé générale.

Une femme non mariée, d'environ quarante ans, d'un tempérament délicat, qui, pendant plusieurs années avait eu une mauvaise santé, et qui depuis deux ans avait cessé d'avoir ses retours périodiques, fit un essai de galvanisme dans la vue de rétablir l'action du foie qui se trouvait affecté. Le traitement rétablit les retours salutaires qui continuèrent plusieurs années, et depuis leur cessation définitive elle a toujours joui de la même santé qu'elle avait recouvrée immédiatement après le traitement.

Dans ce cas-ci et dans plusieurs autres, je n'ai connu la situation particulière de la malade qu'après sa guérison, et, par conséquent, l'application du galvanisme a été faite sur le principe général qu'il faut augmenter l'énergie vitale et exciter les viscères abdominaux; mais voilà quels furent les résultats.

Leucorrhœa (fleurs blanches).

Lorsque cette maladie a une cause constitutionnelle, il faut un traitement constitutionnel conjointement avec des remèdes locaux pour effectuer la guérison, ce qui est souvent très-difficile. Les symptômes de la maladie sont : des sécrétions blanches ou colorées, irrégulières quant aux époques et à la quantité, quelquefois fétides, et tellement âcres, qu'elles occasionnent des excoriations dans les parties environnantes, sans aucune affection inflammatoire. Les femmes dont la constitution a beaucoup souffert de leurs indispositions particulières, d'avortemens, d'accouchemens douloureux, ou d'autres causes qui ont amené une grande dépression de leurs facultés vitales et une prostration de forces corporelles, sont très-sujettes à cette maladie. Comme le galvanisme est spécialement propre à ranimer l'énergie vitale presqu'éteinte, et comme ses effets sur les organes sécrétoires sont évidens, d'après ce que je viens de dire, j'ai également trouvé qu'il était efficace, toutes les fois que son influence curative n'a pas été contrariée par quelque dérangement organique. Dans une foule de cas, les sécrétions morbides ont cessé, et des sécrétions salutaires ont immédiatement suivi un petit nombre d'applications galvaniques. C'est là un fait que je cite sur l'autorité des malades elles-mêmes, dont plusieurs n'étaient pas peu surprises d'obtenir une guérison parfaite par les plus douces applications du galvanisme dirigées aux organes de la vitalité, sans aucune application locale quelconque.

Dans les autres maladies auxquelles les femmes sont sujettes, comme inflammation chronique, relâchement, ou chute de l'utérus, je n'ai pas été à même d'employer le galvanisme : mais je ne crains pas de dire qu'on peut raisonnablement en attendre les meilleurs effets, si les maladies sont le résultat de causes constitutionnelles et non purement locales (*).

(*) Voici deux cas remarquables qui ont attiré mon attention. Dans l'un, il y avait une inclinaison latérale de l'utérus; l'application de l'électricité produisit un bon effet. Je donnerai ici quelques détails sur l'autre, pour l'instruction des médecins. Une jeune femme mariée, ayant trois ou quatre enfans, fut si maladroitement traitée à son dernier accouchement que rien ne put lui sauver la vie que l'extirpation de l'utérus. Cette opération extraordinaire fut habilement faite par un médecin accoucheur et réussit parfaitement. L'hémorragie qui se déclara subséquemment, et les suites nécessaires d'une maladie longue et dangereuse, engagèrent la malade à recourir à mes remèdes; le galvanisme em-

Après l'application heureuse du galvanisme à un grand nombre de femmes mariées depuis plusieurs années, afin de les guérir des maladies particulières au sexe, leur santé générale a été si complétement rétablie, que plusieurs d'entre elles ont eu par la suite des enfans, ce que leur état précédent ne pouvait raisonnablement leur laisser espérer.

Comme les femmes ne doivent pas recourir au galvanisme dans les maladies qui se lient à la grossesse, à cause du danger que l'on courrait d'occasionner une excitation impropre de l'utérus et un travail d'enfant prématuré, il ne faut pas non plus l'employer dans les maladies inflammatoires qui accompagnent l'état puerpéral (d'une femme en couches).

Je prendrai aussi la liberté de faire observer, comme règle de ma pratique, que les femmes dont les règles ne sont pas dérangées, mais qui sont abondantes et naturelles, doivent, pendant leur flux, suspendre l'usage du galva-

---

ployé pendant cinq semaines rétablit sa santé générale, et maintenant elle en jouit aussi pleinement, après un laps de six ans, qu'elle le faisait avant l'opération nécessitée par son accouchement.

nisme, parce qu'il en résulterait une évacuation trop abondante, qui affaiblirait leurs forces et contrarierait l'influence du remède. Mais, lorsque l'énergie vitale est très-affaiblie, ce qui indique clairement la nécessité d'une excitation long-temps continuée, il ne faut plus mettre d'interruption dans le traitement galvanique, jusqu'à ce que la guérison soit complète.

On peut faire un usage très-avantageux du galvanisme chez les femmes dont les forces physiques ont été très-diminuées par les difficultés et les souffrances d'un accouchement douloureux. Lorsque les moyens ordinaires n'ont pas réussi à redonner du ton aux organes digestifs et à la vigueur corporelle, le galvanisme a relevé l'énergie presque éteinte dans beaucoup de femmes délicates, et leur a rendu leur première santé.

J'ai aussi employé le galvanisme sur plusieurs femmes peu de temps après leurs couches, et j'ai trouvé qu'elles ont été guéries, non seulement de la constipation causée par leur état précédent, mais aussi qu'il a ranimé la lenteur des entrailles et les a ramenées à une action régulière. Il a également produit des effets instantanés sur les glandes mamillaires, qui ont provoqué une copieuse sécrétion des mamelles, à laquelle je ne m'étais pas attendu. Postérieurement à cette découverte, j'ai fait l'application du galvanisme sur trois femmes, dont les sécrétions étaient tellement défectueuses et dont les constitutions étaient tellement délicates, que les médecins jugèrent nécessaire de leur faire discontinuer l'allaitement de leurs enfans. J'ai le plaisir de dire que ces malades non seulement furent guéries de leur faiblesse, mais encore furent mises à même de remplir le devoir bien doux de nourrir leurs enfans d'un lait abondant. Mais, comme mon expérience ne s'étend pas au-delà de ces trois cas, je ne saurais assurer que le galvanisme donnera constamment les mêmes résultats, quoique je sois porté à croire qu'il produira cet effet (pourvu qu'il soit judicieusement administré), et que les mères d'un tempérament faible peuvent être rendues capables de donner à leurs enfans la nourriture que la nature leur a destinée.

Asphyxie (suspension d'animation).

Je n'ai vu que trois cas de suspension présumée des fonctions vitales, dans aucun desquels je n'ai réussi, parce que le principe de vie était éteint non pas en apparence, mais en réalité. Néanmoins, je suis pleinement persuadé que le galvanisme et le bain d'air chaud sont des moyens efficaces de *ressuscitation*. Je recommande la lecture d'un excellent petit traité sur la suspension de l'animation, par le professeur Aldini, intitulé : *Coup d'œil général sur l'application médicale du galvanisme*, ainsi qu'un excellent article fourni par le docteur De Sanctis, et inséré dans le *Médical Repository*, il y a environ trois ans (*).

Dans l'appendice, je donnerai une courte

(*) Voyez, sur le traitement de l'asphyxie, par la galvanisation, les mémoires lus à l'Institut de France par le docteur Le Roy (d'Etiolle). Un de ces mémoires a été analysé dans le bulletin des Sciences médicales rédigé par le docteur de Fermon, sous la direction du baron de Férussac, an 1827, tome X, art. 25.

N. d. t.

description de mon appareil galvanique portatif perfectionné, destiné à rétablir l'animation suspendue.

MALADIES LOCALES.

Cette classe de maladies doit, dans la plupart des cas, être considérée comme des affections morbides de certaines parties du corps, par suite de quelque dérangement constitutionnel, et non comme des maladies isolées, qui ne se lient point avec le système général, à moins qu'elles ne soient produites par quelque cause accidentelle et restreintes à certains membres du corps humain, et n'affectent pas matériellement les fonctions de la vitalité.

Tic douloureux.

C'est une maladie chronique douloureuse, qui ordinairement affecte les nerfs du visage, et quelquefois ceux des bras, des jambes et des cuisses, accompagnée d'élancemens aigus qui reviennent si fréquemment, que l'intervalle entre le repos et la souffrance n'est souvent que momentané. Que le siége de cette maladie existe dans le cerveau ou dans les nerfs, c'est ce dont on n'est pas très-certain ; mais on peut inférer la probabilité que c'est une maladie secondaire, d'après les nombreux exemples de guérison qui ont eu lieu depuis peu par les remèdes constitutionnels, tels que le carbonate de fer, le sulfate de quinine, etc. , lesquels agissent sur le système général, et aussi d'après les nombreuses circonstances où les applications locales, aussi-bien que la division des nerfs, n'ont eu aucun succès.

J'ai eu très-peu de malades attaqués d'une affection morbide dans les nerfs. Deux furent guéris par l'électricité, et deux par le galvanisme : trois obtinrent un soulagement partiel, et chez un autre, la maladie continua sans amélioration. J'en citerai dans l'appendice un cas remarquable.

Bronchocèle (goître).

C'est un gonflement du cou occasionné par une tumeur entre la trachée-artère et la peau. Quelques personnes ont pensé que c'était une affection hydropique de la glande thyroïde, et d'autres une maladie locale; mais cette singulière maladie, attribuée à diverses causes, peut être rapportée à une affection scrofuleuse, et a quelquefois été guérie par l'application de l'iode et d'autres remèdes qui pouvaient s'appliquer avec avantage à cette infirmité.

Je n'ai eu à traiter que trois personnes affligées de cette incommodité. Chez une femme âgée, l'électricité opéra une réduction considérable dans l'enflure; chez un homme entre deux âges, le galvanisme procura la guérison, et chez le troisième malade, le galvanisme améliora considérablement la santé générale, et produisit du soulagement aux souffrances locales. Dans ce dernier cas, l'électricité ne donna aucun résultat, et le galvanisme arrêta les progrès de l'affection pendant la durée du traitement; mais lorsqu'il fut discontinué, la tumeur grossit évidemment, et jusqu'ici il n'a pas été possible de l'empêcher. Il faut remarquer dans ce dernier cas, que la maladie avait été quinze ans à se former, et qu'aucun moyen quelconque, excepté l'application constitutionnelle et locale du galvanisme, n'a pu procurer au malade même un soulagement temporaire.

Tumeurs.

C'est une extension de quelques glandes, ou de quelques parties du corps, sans aucun grand degré d'inflammation.

Une dame entre deux âges, qui avait une tumeur indolente (dormante, inerte) à la partie inférieure du ventre obtint le plus grand bien du stimulant local du galvanisme, lequel réduisit la tumeur à environ un tiers de sa grosseur primitive, et problablement l'aurait fait complétement, si elle avait persévéré plus long-temps dans l'usage de ce·moyen médical.

Un particulier avait une grosse tumeur occasionnée par une violente contusion, qui n'avait pu être dissipée, ni amenée à suppuration par les moyens qu'il avait précédemment essayés, sous la surveillance de ses chirurgiens, mais qui, par suite de l'application constitutionnelle du galvanisme, fut bientôt dissipée. Pour les tumeurs chisteuses aux bras et aux membres inférieurs, je n'ai pas fait usage du galvanisme, pensant que ce serait sans aucune utilité.

Ulcus (ulcère).

Je n'ai jamais fait d'application locale du galvanisme aux ulcères, parce que j'ai craint qu'il ne fît continuer l'écoulement au lieu de le faire cesser ; mais j'ai vu plusieurs exemples d'ulcères guéris, quoique très-anciens et très-obstinés, par l'application constitutionnelle du remède.

Cancer.

Je n'ai eu à traiter que deux personnes attaquées de cette épouvantable maladie ; l'une était une femme, dont le sein droit avait une tumeur cancéreuse, qui n'était pas dégénérée au point de devenir un ulcère. A la prière de la malade, je fis la plus douce application de l'électricité, comme pure expérience, et trouvant que ses souffrances étaient plutôt augmentées que diminuées, j'en discontinuai l'emploi. Le galvanisme ne donna pas un meilleur résultat chez l'autre malade, d'où je conclus que ces deux agens sont sans efficacité dans le traitement du cancer.

Gangrène (*mortification*).

J'ai fait l'essai du galvanisme sur une seule personne, chez laquelle la gangrène avait attaqué les pieds et les orteils, et ne laissait aucun espoir de guérison. Je fis quelques applications générales et locales du galvanisme, mais sans aucun succès.

Foulure (*entorse*).

Quelques légers accidens de cette nature ont été promptement guéris par le galvanisme, et dans des cas plus graves, les membres qui avaient été considérablement affaiblis et diminués de grosseur, ont recouvré leur force et leur forme primitives après un court traitement de galvanisme.

Les contractions et les relâchemens musculaires et tendineux ont aussi cédé à l'influence galvanique, appliquée comme remède constitutionnel, lorsque l'affection dépendait d'une manière quelconque du système : mais, lorsque le mal était occasionné par quelque dommage local, j'ai plus souvent manqué que réussi à opérer la guérison (*).

Vermes (vers).

L'existence de ces petits animaux dans le corps humain est une maladie qui n'est pas regardée comme pouvant se rapporter à une classe particulière de maladies. Mais je pense que l'on peut généralement l'attribuer à l'indigestion et à l'accumulation de matière fécale dans le canal intestinal. Je citerai dans l'appendice trois maladies remarquables de cette espèce.

Dysestésies.

Par dysestésies on entend une classe de maladies qui dénote la perte partielle ou totale d'un

---

(*) Trismus et tétanos, contraction des muscles de la mâchoire et de ceux d'autres parties du corps. Ces sortes d'infirmités sont fort rares, et je n'ai pas été à même d'essayer l'action du galvanisme à leur égard ; néanmoins je suis pleinement persuadé de son efficacité, d'après le témoignage du docteur Milkinson, qui a écrit sur ce sujet.

ou de plusieurs sens, vue, odorat, goût, toucher et ouïe.

Cécité.

Cette infirmité doit être organique, ou fonctionnelle ; si elle est occasionnée par un vice de
conformation, ou par un changement dans la
structure des parties qui composent l'œil, soit
par accident, soit par maladie, soit par mauvais traitement curatif, la perte de la vue est
irréparable. Le galvanisme n'est d'aucun secours
dans la cécité provenant d'une inflammation
idiopathique ou aiguë de la tunique et des enveloppes de l'œil, comme dans l'ophthalmie, ou
d'un changement de structure, comme dans la
cataracte innée et *empirée*, la crue extraordinaire, ainsi que les excroissances des enveloppes
extérieures de l'œil, l'opacité de la cornée, etc.

Lorsque la vue est détériorée ou perdue, par
suite d'un dérangement dans les fonctions des
viscères abdominaux, affectant sympathiquement le cerveau et les organes de la vue, l'influence galvanique a été employée avec un grand
succès tant à la maladie primaire qu'à celle
secondaire.

Nyctalopia (cécité nocturne).

C'est une affection de là rétine et des nerfs optiques, occasionnée par une forte lumière du soleil, qui produit un grand obscurcissement de la vue le soir et la nuit. Cette maladie règne plutôt dans les climats très-chauds, particulièrement en Barbarie, où les étrangers aussi bien que les indigènes en sont attaqués. Chez plusieurs malades que j'ai eus à traiter pour la cécité, j'ai observé jusqu'à un certain point le caractère de la nyctalopie; car il y en avait qui, voyant assez bien pendant le jour, avaient quelque peine à distinguer les objets le soir. Lorsque cette imperfection dans la vue est occasionnée par un défaut de digestion, par débilité dans les nerfs, ou par une forte lumière, le traitement galvanique a généralement opéré la guérison (*).

(*) Le journal l'Hygie, par M. le docteur Comet, à Bruxelles, rapporte quelques faits d'après lesquels la nyctalopie aurait été guérie par de légères applications de nitrate d'argent fondu sur les bords de la cornée transparente. *N. d. t.*

Les yeux d'un particulier qui avait une vue très-forte et qui pouvait apercevoir des objets éloignés, soit le jour, soit la nuit, d'une manière surprenante, devinrent excessivement faibles le soir particulièrement dans les nuits d'été, ce qu'il attribua à un dérangement dans l'estomac et dans le foie dont il souffrait depuis long-temps, ainsi qu'à l'habitude qu'il avait de lire, auprès de la fenêtre lorsque le soleil brillait d'un grand éclat. Après avoir inutilement essayé les remèdes ordinaires, il fut soumis à un traitement galvanique, qui non seulement le guérit de sa maladie d'estomac et du foie, mais aussi rendit à sa vue sa force primitive.

Vue défectueuse.

Lorsque la vue s'est affaiblie par suite de la débilité de la rétine et des nerfs optiques, ou d'un long jeûne, d'excès faits dans la jeunesse, d'un trop grand exercice des facultés visuelles à la lumière de la chandelle, etc., l'application constitutionnelle du galvanisme a plus d'une fois parfaitement rétabli la santé générale aussi-bien que les forces visuelles. Je pourrais citer plusieurs faits en confirmation de cette remarque; mais, pour le moment, un seul suffira.

Un homme d'un âge moyen s'adressa à moi pour le guérir de la surdité, qu'il considérait comme une affection nerveuse causée par le dérangement de son estomac et de ses intestins. Après que j'eus dirigé l'influence galvanique sur ses organes digestifs pendant près d'un mois, le malade continua d'être aussi sourd que jamais, mais recouvra ses forces digestives, et obtint un avantage très-important que je n'avais nullement recherché, savoir, le rétablissement de la vue qui était défectueuse, et se trouva en état de ne plus faire usage de ses lunettes, qui grossissaient considérablement, puisqu'il voyait mieux sans elles qu'avec elles. Il est donc probable que sa cécité était causée par un vice dans les fonctions, et la surdité par un vice dans les organes.

Affections morbides de la vue.

J'ai traité trois personnes affligées de cette maladie, qui voyaient les objets en sens inverse, ou doubles. Comme elles m'avaient été adressées par des médecins pour être électrisées, j'appliquai ce remède, en conformité de leurs désirs, et ne fit aucun essai du galvanisme. Je suis persuadé que l'application du galvanisme au système aurait été plus efficace que l'application locale de l'électricité. L'un des malades fut guéri, ainsi que je m'en assurai. Quant aux deux autres, je n'ai pu connaître le résultat du traitement à cause de leur départ subit de la capitale. Ces affections de la vue, aussi bien que les fausses perceptions des individus dyspeptiques et nerveux, dont l'imagination morbide leur faisait croire qu'ils voyaient des esprits, des spectres, etc., ont été guéries par un traitement médical calculé pour faire disparaître les maladies de l'estomac, qui, par sympathie, affectaient le cerveau (*).

Gutta serena, ou *amaurosis.*

C'est une cécité nerveuse, qui est la suite d'une paralysie occasionnée par la compression

---

(*) Ce fait se trouve confirmé par plusieurs exemples intéressans consignés dans un petit ouvrage du docteur Alderson, sur le *Rhus toxicondedron* avec un essai sur les *apparitions.*

des nerfs optiques, ou d'une trop forte *disten-sion* des vaisseaux sanguins du cerveau, qui arrête le cours de l'influence nerveuse, depuis le sensorium jusqu'à la rétine et qui affaiblit la force conductrice des nerfs. Dans le premier cas, c'est une suppression; dans le second, c'est une perte de force. L'opération combinée de ces deux causes produit assez souvent un changement de struture dans les nerfs, qui finissent par être détruits. La cause éloignée de cette espèce de cécité, la plus mauvaise de toutes, se trouve dans l'apoplexie, la fréquente détermination du sang à la tête, la plénitude vasculaire, la congestion du cerveau, un manque d'énergie dans le système causé par les excès de la table, l'état désordonné des organes de la digestion, un excès de jouissance des plaisirs sensuels, ou quelque autre cause qui affaiblit les fonctions vitales et détruit l'équilibre dans la circulation.

Les progrès de la cécité nerveuse sont ordinairement lents, lorsqu'elle est occasionnée par un dérangement dans le viscère abdominal; mais la perte de la vue est rapide lorsqu'elle a pour cause une maladie première de la tête, comme un coup de soleil, l'apoplexie, etc. Dans le premier cas, il y a plus de probabilité de guérison par l'application du galvanisme au système qu'il n'y en a dans le dernier par l'application topique. Dans plusieurs exemples de goutte sereine chez les jeunes personnes, celles entre deux âges et les vieilles personnes des deux sexes, j'ai obtenu d'heureux résultats de l'emploi du galvanisme. Dans d'autres cas, où les malades avaient peu ou point de vue, par suite d'une maladie dyspeptique, j'ai opéré des cures par l'application interne ; tandis que dans d'autres, lorsque la santé générale était extrêmement bonne et les facultés visuelles presque perdues, l'application topique faisait peu ou point de bien ; d'où l'on peut raisonnablement inférer que le plus haut degré de dérangement fonctionnel est plus susceptible de guérison par l'influence galvanique que le plus bas degré de dérangement structural ou organique : dans le premier cas, la cécité peut être considérée comme une affection locale ; dans le dernier, comme une maladie locale. Dans ces cas-là, le traitement galvanique a été court ou prolongé, suivant la nature ou la durée de la maladie ; dans les uns la guérison a été prompte, tandis que dans d'autres le traitement est devenu ennuyeux tant pour les malades que pour moi-même Je

citerai quelques cures dans l'appendice et me
contenterai de rapporter ici les faits suivans à
l'appui des remarques ci-dessus.

Une jeune dame qui depuis quelque temps
était borgne de l'œil gauche, un homme entre
deux âges presque totalement aveugle, et un
homme âgé qui, depuis dix ans, était presque
entièrement borgne de l'œil droit, recouvrèrent
entièrement la vue par l'application du galvanisme aux organes digestifs; et, dans le cours
du traitement, l'amélioration de leur vue cor-
respondait exactement avec l'amélioration de
leur santé générale. Un malade, dont la cécité
était causée par un défaut d'énergie des nerfs
optiques, occasionné par une trop grande application à de petits objets, fut, après un traitement topique fort ennuyeux de galvanisme,
guéri partiellement; sa vue redevint bonne,
mais non aussi forte qu'auparavant.

Inflammation chronique de l'œil.

J'ai traité plusieurs personnes attaquées d'une
inflammation chronique de l'œil, causée par la
syphilis, les scrofules et autres accidens, qui
avaient sérieusement altéré leur vue et que j'ai

réussi à guérir par l'application générale et locale du galvanisme. Dans l'inflammation aiguë, l'application topique du galvanisme est inadmissible; mais dans plusieurs cas j'ai administré l'électricité avec beaucoup de succès.

Un homme entre deux âges, qui avait presque perdu la vue par suite d'une inflammation syphilitique, fut bientôt guéri par l'application du galvanisme au système. Un jeune homme, souffrant d'une affection scrofuleuse, qui avait une violente inflammation chronique à l'œil gauche, qui suspendait entièrement ses facultés visuelles, après un long traitement médical qui ne lui apporta aucun soulagement, fut parfaitement guéri en quinze jours par le galvanisme et n'a plus eu de retour de cette maladie.

Un malade, dont l'œil droit avait été frappé fortement par une balle lancée par une raquette, et un autre dont l'œil avait été sérieusement endommagé par une bouteille qu'on lui avait jetée à la tête, furent envoyés chez moi par un excellent oculiste, qui avait guéri la vive inflammation par la saignée et les purgatifs. L'application locale du galvanisme non-seulement les délivra de l'inflammation chronique, mais aussi redonna du ton aux organes de la vue et rétablit entièrement leurs facultés visuelles.

Écoulemens purulens par les yeux.

Je n'ai pas été à portée de faire un essai bien régulier du galvanisme sur cette maladie, et dans les deux seules que j'ai traitées ; la guérison a été opérée par l'électricité (*).

Cataracte.

La *cataracte* est une opacité de l'humeur cristalline de l'œil qui empêche la lumière de passer jusqu'à la rétine, et suspend la faculté

(*) Un enfant âgé de six semaines avait, depuis le moment de sa naissance, un écoulement purulent de ses yeux. Tous les moyens ordinaires avaient été employés sans succès. Après un traitement électrique fait pendant dix jours, l'enfant fut parfaitement guéri.

Une jeune dame qui depuis plusieurs mois souffrait d'une douleur dans la glande lacrymale, fit un essai de l'électricité, que j'appliquai, sous la forme la plus douce, à la partie affectée, pendant trois semaines de suite, et la guérison fut complète.

de la vision. Je n'ai vu que quatre exemples de cette maladie. Une dame de moyen âge, qui avait un commencement de cataracte à l'œil gauche, qui affaiblissait beaucoup sa vue, fut guérie en peu de semaines par le galvanisme. Deux dames âgées avaient des cataractes formées aux deux yeux; l'application journalière du galvanisme pendant trois semaines arrêta les progrès de la maladie dans l'une et non dans l'autre. Dans le quatrième cas, l'opération d'abaisser et de diviser la lentille cristalline fut très-habilement faite, et le galvanisme, qui fut ensuite employé, produisit l'absorption rapide de la cataracte et rétablit la vue en très-peu de temps.

Comme je n'ai eu aucun malade à traiter pour l'épaississement de l'humeur aqueuse de l'œil, je ne puis parler avec certitude de l'utilité du galvanisme contre cette affection; mais je pense qu'il doit être plus efficace dans cette maladie que dans la cataracte, car il est raisonnable de croire qu'un fluide épaissi doit être plus facilement absorbé qu'une substance naturellement compacte.

Je terminerai ce sujet en citant un cas extraordinaire d'une vue altérée par une affection particulière de la paupière supérieure, qui n'était pas l'*entropia* ou inversion de la paupière. La dame qui en était affligée, avait souffert quelque temps d'une croissance non naturelle de poils dans l'intérieur de la paupière de l'œil droit, ce qui irritait continuellement les tégumens de l'œil et obligeait souvent à arracher ces poils superflus, ce qui faisait considérablement souffrir. Après quelques applications du galvanisme, la vue fut presqu'entièrement rétablie; mais comme je craignais que le bon résultat que j'avais retiré du remède ne fût pas permanent, je conseillai de consulter un oculiste, qui fut d'avis qu'il fallait couper une certaine portion de la paupière, en assurant qu'il n'y avait pas d'autre moyen de guérison. La dame n'y voulut pas consentir, et lorsque je fus la voir au bout de quelques mois, je vis avec plaisir que, bien que la guérison de sa maladie ne fût pas complète, cependant elle continuait à jouir de l'amélioration que le galvanisme lui avait procurée.

Privation de l'odorat et du goût.

Ces deux sens, pour l'ordinaire, s'affectent mutuellement plus ou moins, et la perte des deux
est la suite d'une paralysie, d'un état morbide
des nerfs olfactifs et dégustatifs, ou par une inflammation ou un désordre dans les organes digestifs. Lorsque l'odorat et le goût sont affaiblis
par l'effet d'un catharre, l'affection est bientôt
guérie par le rétablissement de la transpiration
insensible. Mais lorsque le mal est plus obstiné,
lorsque la privation de chaque sens est plus considérable, l'application du galvanisme aux organes digestifs a donné un bon résultat. Chez
tous les malades que j'ai eus à traiter, à l'exception d'un seul, l'affection a été guérie sans
application locale. Chez deux individus, les sens
de l'odorat et du goût étaient extrêmement dé-
pravés; les odeurs et les saveurs les plus agréables causaient des nausées et des faiblesses, tandis que celles qui étaient les plus dégoûtantes,
comme l'odeur de l'assa-fœtida et le goût des
viandes et des végétaux putréfiés étaient pour
eux les plus agréables. Un malade qui avait
éprouvé cette affection particulière, fut guéri

par l'application de l'électricité à son pied, afin de provoquer un paroxysme régulier de goutte, ce qui réussit après deux applications; cela semblait prouver que l'état morbide des nerfs provenait d'un dérangement dans les organes digestifs et d'une action goutteuse dans le système.

Altération du sens du toucher.

La diminution, ou perte totale du sens du toucher, en diverses parties du corps, peut également se rapporter aux mêmes causes. Comme j'ai déjà donné des exemples de l'efficacité du traitement galvanique dans la paralysie et dans le dérangement des fonctions des viscères abdominaux, je me contenterai de dire ici que la perte de la sensibilité dans cette partie peut aussi être causée par l'oblitération, ou la division des nerfs, qui portent l'influence nerveuse depuis le cerveau jusqu'aux organes de la sensation.

Altération de la sensibilité des membres.

La sensibitité des membres du corps se trouve très-souvent altérée après une attaque de goutte, ou de rhumatisme, et les glandes adjacentes dégorgent une matière crayeuse qui occasionne l'anchylose, ou roideur dans les jointures. Le galvanisme peut prévenir ce résultat, mais ne peut le guérir (*).

(*) J'eus, il y a quelques années, un exemple remarquable de division du nerf sciatique. Un jeune homme chez qui le sens du toucher depuis le genou jusqu'au pied, dans la direction du nerf sciatique, était totalement perdu, et dont le pouvoir de lever le pied de dessus la terre était considérablement diminué, à cause de la division du nerf sciatique faite dans une opération pour faire disparaître une tumeur dure qui s'était formée justement au-desous du genou, fut envoyé chez moi pour être électrisé. Comme je regardais son état comme désespéré, je n'employai l'électricité que comme un pur essai, et dirigeant le fluide le long du cours du nerf sciatique pendant quelques minutes, il augmenta beaucoup la susceptibilité morbide du malade. Le lendemain je fis passer un courant électrique sous sa forme la plus douce depuis la partie supérieure jusqu'à la partie inférieure du nerf sciatique pendant deux minutes, ce qui produisit un évanouissement. Le malade ayant repris ses sens, déclara, au grand étonnement du médecin présent et de moi-même, que tout empêchement à la sensibilité naturelle du membre avait disparu et qu'il pouvait non-seulement mouvoir ses or-

Surdité.

La privation de l'ouïe est ordinairement partielle, et rarement totale ; elle est produite par diverses causes, qui agissent d'une manière immédiate ou éloignée sur l'oreille. La surdité est ou organique et structurale, ou fonctionnelle et symptomatique, tantôt maladie primaire, tantôt maladie secondaire. Lorsque là surdité, provenant d'un vice de conformation, est accompagnée d'engourdissement, ou lorsqu'il il y a eu désorganisation des parties externes et internes de l'oreille, chez une personne bien portante ou non, il n'y a pas de remède à faire. Le galvanisme est inapplicable à l'inflammation

---

teils et lever son pied, mais même faire usage de sa jambe malade aussi bien que de l'autre. J'attribue cette cure extraordinaire à l'élongation et à la réunion préalable du nerf sciatique et à la disparition immédiate de quelque obstacle qui empêchait la transmission de l'influence nerveuse du cerveau aux nerfs et aux muscles de la jambe. Quant à l'évanouissement, j'imagine qu'il fut occasionné par la nouvelle sensation portée au cerveau par le changement rapide d'un sentiment défectueux et morbide en un sentiment naturel, et qui était une preuve de santé.

aiguë du méatus ou du tympan de l'oreille, ainsi qu'aux éruptions herpétiques, opacité ou épaississement du tympan, excroissances fongueuses, polypes, ou état de carie des os de l'oreille intérieure : on ne doit pas non plus en faire l'application locale, lorsque les nerfs auditifs sont dans un état morbide, et que le cerveau est trop fortement excité. Il ne faut pas employer le galvanisme dans les empêchemens ordinaires de l'ouïe, tels que cire durcie, ou autre substance étrangère logée dans le conduit de l'oreille, qui causent plutôt un empêchement à la perception du son qu'une surdité, et qui sont l'objet d'un traitement chirurgical.

Les cas de surdité dans lesquels j'ai fait usage du galvanisme avec le meilleur succès, sont les affections qui proviennent d'un dérangement dans les fonctions des organes nutritifs et des systèmes soit glandulaire, soit nerveux. Dans les maladies primaires et locales de l'oreille, l'application topique du galvanisme a quelquefois produit de bons effets : mais dans plusieurs cas, mon attente a été trompée, parce qu'un vice de construction, interne et non aperçu, a contrarié son influence, aussi-bien que tous les autres moyens de guérison.

La surdité est, plus souvent qu'on ne pense, la suite d'un dérangement hépatique. Des applications topiques et stimulantes sur le tympan ont souvent causé un mal irréparable, parce que le traitement local d'une affection qui dépend de la santé générale, ne peut être utile, mais au contraire pernicieux. Je n'ai malheureusement vu que trop d'exemples de surdité rendue irrémédiable par un traitement injudicieux, fondé sur le principe erroné de regarder la privation de l'ouïe comme un mal isolé.

L'électricité et le galvanisme ayant eu la réputation d'être des remèdes efficaces contre la surdité, j'ai été à portée de voir une foule d'exemples de cette maladie sous les formes les plus hideuses, après le non-succès du traitement ordinaire. Les remarques qui précèdent sont le résultat de mes propres observations et des rapports de mes malades, qui se plaignaient amèrement de l'augmentation de leur surdité, par suite d'applications locales, que l'on avait employées avec persévérance, même contre leur manière de voir, et auxquelles ils s'étaient patiemment soumis d'après les assurances positives qu'on leur donnait d'une parfaite guérison.

Comme je me propose de rapporter dans l'appendice des cas très-intéressans de surdité, je me bornerai maintenant à quelques faits remarquables, qui apprendront à regarder la surdité en général sous le même point de vue que l'on regarde les autres pertes de facultés des sens, provenant d'une maladie constitutonnelle, ou acquise, et qui, dans son principe, est plus généralement susceptible de guérison par des remèdes convenables, que par aucune application interne on externe aux organes de l'ouïe. J'ai trouvé que l'application locale de l'électricité était plus efficace contre la surdité que celle du galvanisme, chez les personnes bien portantes, lorsqu'elle était occasionnée par la débilité ou le relâchement du tympan, la torpeur des nerfs auditifs, l'obstruction de la trompe d'Eustache, etc. L'électricité, sous une forme plus ou moins douce, convenablement appliquée aux parties affectées, a donné un résultat beaucoup plus avantageux que l'usage habituel de donner des commotions (*).

(*) Le danger d'administrer de violentes secousses électriques à l'oreille, dans le traitement de la surdité,

Ayant cité, dans mon *Traité sur l'électricité*, plusieurs guérisons remarquables de surdité opérées par ce remède, je parlerai maintenant des effets du galvanisme dans le traitement de cette maladie.

Chez quelques malades, l'application *locale* du galvanisme a parfaitement réussi à améliorer le sens de l'ouïe, mais il n'y a eu que peu d'exemples de guérison complète. L'exemple le plus frappant est celui d'une femme qui était si complétement sourde qu'elle ne pouvait entendre le son le plus fort. Sa surdité était une maladie très-ancienne, et provenait d'un accident qu'elle avait eu dans son enfance. Après avoir inutilement employé l'électricité pendant plusieurs semaines, je fis l'application directe du galvanisme aux oreilles pendant plusieurs jours,

---

doit raisonnablement être inférée de la sensibilité particulière du tympan et des autres parties internes de l'oreille; et je connais plusieurs effets pernicieux de cette pratique inconsidérée. Dans quelques cas semblables, le mode uniforme d'administrer l'électricité indistinctement à plusieurs personnes affligées de maladies inflammatoires et organiques a eu les résultats les plus désastreux.

au bout desquels elle entendit la voix humaine,
ce qui ne lui était pas arrivé depuis dix-huit
ans. La guérison fit des progrès graduels, et
lorsque la dame discontinua le remède, elle entendait passablement bien la conversation ordinaire.

Dans un certain cas, j'ai employé avec succès
l'électricité et le galvanisme, soit conjointement,
soit alternativement, le premier sur les parties
affectées et le dernier sur le système, et quelquefois lorsque l'un de ces agens n'avait pas
donné le résultat que j'avais espéré, l'autre a
surpassé mon attente, dans les maladies de l'intérieur de l'oreille, sur lesquelles on ne peut
former un jugement exact, soit par le contact,
soit par l'inspection. Plusieurs sourds qui m'a-
vaient été envoyés par les premiers médecins
pour l'application topique de l'électricité et du
galvanisme, laquelle ne leur avait procuré aucune amélioration, ont été guéris quelque temps
après par l'application interne du galvanisme,
faite dans la seule vue de rétablir l'action hépatique. Plusieurs personnes qui étaient sourdes
de l'oreille droite, et même depuis plusieurs années, ce que j'ignorais entièrement, puisqu'elles
ne m'en avaient point informé, et qu'elles en-

tendaient fort bien de l'oreille gauche ce que
je leur disais, essayèrent le galvanisme dans les
cas les plus décidés de maladies du foie, dont
elles avaient été long-temps affligées, malgré les
meilleurs avis et les meilleurs traitemens; après
la guérison de la maladie hépatique, elles trou-
vèrent, à leur grande surprise, qu'elles pouvaient entendre aussi bien de l'oreille droite que
de la gauche. Comme j'ignorais qu'il y eût quelque connexion entre les organes biliaires et ceux
de l'ouïe, j'attribuai naturellement leur guérison au rétablissement de leur santé générale.
J'ai eu des malades qui se plaignaient de torpeur et d'obstruction du foie, dont les sécrétions biliaires étaient défectueuses, irrégulières
ou viciées, et dont la surdité était survenue in-
sidieusement après la première attaque de la
maladie du viscère, et empirait graduellement,
à mesure que la maladie interne avançait; je
leur ai administré le galvanisme afin d'exciter
l'action du foie, et j'ai trouvé que, à mesure que
la maladie biliaire guérissait, l'ouïe se perfec-
tionnait; en sorte qu'ils furent guéris de la surdité, sans aucune application locale. Dans ces
cas-là, les symptômes étaient caractéristiques
d'une surdité nerveuse, et d'une obstruction

dans la trompe d'Eustache. La couleur et la flacci-
dité de l'oreille extérieure, la sécheresse du canal
auditif par le manque de sécrétion cérumi-
neuse et la grosseur des amygdales, aussi-bien
que les sensations particulières des malades,
étaient autant de preuves que le système nerveux et le système glandulaire étaient affectés
par l'état morbide de l'estomac, du foie et des
entrailles ; et que la surdité, quoiqu'elle durât
depuis long-temps, provenait non d'un vice de
structure, mais d'un dérangement dans les
fonctions, et dépendait des organes digestifs.

Que ces résultats aient été obtenus par l'agent
galvanique, ce n'est pas plus étonnant que la
guérison de la cécité par des remèdes stomachiques, ou que la folie mélancolique ou fu-
rieuse ait été produite par un foie torpide ou
malade. Il paraît qu'il existe une connexion
directe entre l'estomac et les yeux, ce qui est
évident, d'après leur action réciproque et sympathique ; car l'ivresse obscurcit la vue, et la
présence d'un objet dégoûtant donne des nausées. Quoique nous ne puissions apercevoir aucune connexion immédiate entre les organes
biliaires et ceux de l'ouïe, cependant il faut
admettre que le cerveau est plus ou moins af-

fecté par les maladies des viscères abdominaux, et particulièrement celle du foie. Comme les sécrétions de ce viscère sont absolument nécessaires aux résultats nutritifs et *excrémenteux*, et comme le dérangement de leurs fonctions affecte ordinairement quelque partie du cerveau, pourquoi n'affecterait-il pas également la partie qui communique et sympathise avec les glandes cérumineuses, le tympan et les nerfs auditifs, et par là détruit ou altère la faculté sensitive? Ce résultat est aussi probable que celui de l'inflammation ou de la congestion du cerveau, occasionnées par l'inflammation ou la congestion du foie. Leur action réciproque et sympathique suspend ou anéantit la capacité intellectuelle. Le mercure, qui agit immédiatement sur les organes hépatiques, guérit dans plusieurs circonstances la cécité et la surdité, sans qu'il soit fait aucune application directe aux oreilles et aux yeux, ce qui est une chose trop notoire pour qu'il soit besoin de preuves. Sur ce même principe, le galvanisme, qui est un remède plus innocent que le mercure, est utile dans le traitement de la surdité; car il excite l'action curative du système glandulaire et les fonctions salutaires du cerveau; il augmente l'action artérielle, l'énergie du tympan et des nerfs auditifs, et par ce moyen rend aux organes de l'ouïe leur faculté sensitive.

Un homme âgé de quarante ans, qui était devenu sourd de l'oreille droite par l'explosion d'une bombe, qui, croyait-on, avait relâché ou offensé de quelque autre manière le tympan, essaya l'application locale du galvanisme à l'oreille, pendant quinze jours, sans aucun bon résultat. Comme le malade souffrait d'une torpeur du foie, occasionnée par une longue résidence dans un climat très-chaud, le galvanisme fut alors dirigé pour stimuler cet organe, ce qui réussit au bout de quelques jours ; et bientôt après le malade recouvra l'usage de son oreille droite, dont il était privé depuis quatre ans.

Une jeune dame, sourde des deux oreilles depuis plus de trois ans, et qui, sous la direction de plusieurs auristes avait inutilement essayé divers remèdes internes et externes, s'adressa à moi pour être guérie de son infirmité, qui fut reconnue être une surdité nerveuse. Le galvanisme fut administré pendant environ cinq semaines à l'épine du dos et aux viscères abdominaux, pour redonner du ton au système nerveux, et la malade recouvra non-seulement la force du corps qui s'était considérablement affaiblie, mais aussi la faculté sensitive. Après un laps de sept ans, je suis autorisé à dire que son ouïe a toujours continué à être bonne.

Un homme de moyen âge devint sourd de l'oreille droite, et continua dans cet état pendant plus de huit ans. Il se plaignait de bourdonnement dans la tête, de sécheresse dans l'oreille par le manque de cérumen, et d'autres symptômes caractéristiques d'une surdité nerveuse. Comme il souffrait en même temps d'une obstruction au foie, laquelle lui donnait l'air d'un homme qui avait la jaunisse, je le galvanisai pendant trois semaines, et réussis non-seulement à le guérir de sa maladie hépatique, mais encore à rétablir le sens de l'ouïe sans aucune application locale.

Un homme d'environ trente ans était devenu graduellement sourd des deux oreilles, et continua ainsi pendant plus de quatorze ans. Il attribuait cet accident à un coup de soleil, quoique ses parens se fussent aperçus que ses facultés auditives avaient été altérées quelques mois auparavant. Ce malade me fut adressé par un habile chirurgien, qui ordonna l'application topique du galvanisme à ses oreilles. Ce traitement fut fait journellement et avec persévérance pendant sept mois, sans aucun résultat satisfaisant. Pendant ce temps-là, et plusieurs années auparavant, ce malade souffrait beaucoup d'une constipation, et d'une grande dépression des esprits animaux, et ne voulut recourir à aucun traitement médical pour le rétablissement de sa santé. Trouvant que mes efforts étaient inutiles, il alla voyager dans l'étranger pendant neuf mois, et étant venu me voir à son retour, il me dit que le changement d'air et de pays ne lui avait procuré aucun soulagement, et que sa surdité était toujours la même. Comme j'étais pleinement persuadé que sa surdité, quoique décidemment prononcée par les meilleurs auristes être nerveuse, était liée avec l'état du foie et des autres viscères abdominaux, je lui offris amicalement mes services pour essayer l'effet du galvanisme sur les organes digestifs, afin de pouvoir m'assurer si mon opinion était fondée. Il y consentit, et le résultat confirma mes soupçons; car, après quinze jours de traitement galvanique, ses intestins remplirent spontanément leurs fonctions, et sa santé générale fut tellement améliorée, qu'il déclara que ce genre de traitement lui avait été beaucoup plus avan-

tageux qu'aucun autre. Sa surdité fut considérablement diminuée ; et probablement aurait
complétement cessé s'il eût pu continuer ce procédé curatif ; mais des affaires de famille très-
sérieuses le forcèrent à partir pour un pays
éloigné, et je n'en ai plus eu de nouvelles.

Un homme *qui avait dépassé de beaucoup les
limites ordinaires de la vie*, qui était devenu
graduellement sourd, et qui depuis plusieurs
années ne pouvait plus entendre que par le
moyen d'un porte-voix ou quand on parlait
très-haut, essaya pendant quinze jours l'application locale du galvanisme, sans aucun succès.
Comme le malade avait été long-temps sujet à
l'indigestion et au dérangement biliaire, qui
affectait beaucoup l'une de ses oreilles, j'essayai l'administration interne du galvanisme
pendant environ quinze jours, ce qui rétablit
ses facultés digestives, et améliora tellement le
sens de l'ouïe que, avec le secours de son cornet,
il entendait distinctement la conversation ordinaire, et les discours prononcés en chaire avec
la plus grande facilité. Il discontinua alors les
visites qu'il me faisait, parce que je ne pouvais
lui faire espérer aucune amélioration ultérieure ;
car les incapacités de la vieillesse ne sauraient

être guéries par le galvanisme, ni par aucun autre moyen. Environ un mois après, je revis ce vieillard, qui me dit que, bien qu'il eût souffert quelquefois d'une indigestion, cependant l'amélioration que mon traitement lui avait procurée, à l'égard de l'ouie, n'avait point souffert de diminution.

Dans tous ces cas-là, la perte de la faculté sensitive était caractérisée par le terme vague et indéfini de surdité nerveuse. Voici maintenant un exemple de surdité causée par la paralysie du nerf auditif et l'obstruction de la trompe d'Eustache.

Une jeune dame était, depuis plusieurs années, sourde des deux oreilles. Sa surdité avait été précédée par la perte de sa santé générale et par un violent mal de gorge qui avait occasionné un gonflement considérable des glandes. Elle se plaignait d'un grand dérangement dans les organes de la digestion, d'affections douloureuses à la tête, d'un grand tintement d'oreilles, de plénitude et constriction du gosier, et d'une grande difficulté de distinguer le son de la voix du bruit qui se faisait autour d'elle. Pendant quelque temps, l'application locale, recommandée par son médecin, fut inutile; mais l'administration interne du galvanisme non-seulement opéra en peu de semaines le rétablissement de sa santé générale, mais encore fit disparaître les causes combinées de la surdité, et rendit à la malade le sens de l'ouïe, non cependant d'une manière absolument complète.

Un homme de moyen âge qui, depuis quelques années, était sourd de l'oreille droite, s'adressa à moi pour être guéri de la torpeur de son foie, causée par l'emploi trop abondant du mercure dans le traitement de la syphilis. Le galvanisme fut administré dans le but de stimuler l'action des organes biliaires, à quoi je réussis au bout d'un mois. Le malade me dit alors qu'il avait recouvré l'usage de l'oreille affectée, dont j'avais ignoré la perte, attendu qu'il entendait fort bien de l'autre oreille.

Un malade scrofuleux, qui, pendant plusieurs années, avait été sujet au gonflement des glandes du cou et de la gorge, ce qui occasionnait une obstruction dans la trompe d'Eustache, fut, après un traitement interne de galvanisme qui dura cinq semaines, entièrement guéri de sa surdité.

Je pourrais citer plusieurs exemples qui prouvent l'efficacité du galvanisme, appliqué au système dans le traitement de malades qui avaient été long-temps privés de l'ouïe, par suite d'affections du tympan et des nerfs auditifs, de l'obturation de la trompe d'Eustache, de la fièvre scarlatine, de la rougeole, etc. ; mais encore du simple dégorgement puriforme du tympan, nullement compliqué avec les *fungus* et les polypes, et ne provenant pas non plus de la carie des os du tympan. Comme dans ces cas-là il n'y avait pas de vice de structure dans les organes de l'ouïe, la surdité était guérissable, puisqu'il ne s'agissait que de rétablir les sécrétions naturelles, particulièrement celles des glandes de l'oreille. Cette maladie ne peut pas toujours être considérée comme une maladie locale, indépendante de la constitution, car des applications topiques ont été souvent faites sans succès et des remèdes généraux ont ensuite réussi. Quoi qu'il en soit, je puis dire d'après mon expérience, que j'ai eu de nombreuses preuves de l'utilité du galvanisme comme remède constitutionnel, non-seulement pour diminuer et guérir l'écoulement purulent, mais aussi pour rétablir le sens de l'ouïe, à différens degrés, suivant que le tympan avait été plus ou moins offensé.

Un jeune homme, qui avait un écoulement purulent dans les deux oreilles et qui était sourd au plus haut degré, obtint un soulagement instantané de la puncture du tympan. Ceci fut bientôt guéri, et il redevint aussi sourd qu'auparavant. Il y avait évidemment obturation de la trompe d'Eustache, ainsi qu'un écoulement fétide qui engorgeait le canal auditif, offensait le tympan, et affectait tellement le nerf auditif, que la surdité devenait également maladie nerveuse. Dans cet état de choses, l'application locale du galvanisme, faite à la demande d'un habile chirurgien, ne fit qu'aggraver la maladie; tandis que, par l'emploi constitutionnel que j'en fis pendant quelques semaines, j'arrêtai l'écoulement d'une des oreilles, et en diminuant celui de l'autre, j'améliorai le sens de l'une et de l'autre. La guérison ne fut pas parfaite, parce que je crois que le tympan s'était altéré et était devenu épais par la matière purulente, et que sa susceptibilité avait été altérée par un changement de structure.

Un garçon âgé de douze ans, qui était sourd depuis quelques années, avait un écoulement purulent aux deux oreilles; et sa santé générale souffrait d'une grande inactivité du foie et des

entrailles. Le galvanisme fut constitutionnelle-
ment employé, dans la vue de faire disparaître
la maladie des viscères abdominaux, ce qui fut
effectué en quelques semaines, et ce qui diminua beaucoup les écoulemens morbides des
oreilles. Le malade recouvra l'ouïe, quoique
cependant il ne fût pas parfaitement guéri.

Je traite en ce moment-ci une jeune dame qui,
depuis plusieurs années, est dans un mauvais
état de santé. Ses organes digestifs étaient extrêmement dérangés ;son système nerveux facilement agité par la plus légère émotion de l'âme;
son ouïe était sérieusement altérée, et ses deux
oreilles avaient un écoulement purulent qui
était extrêmement désagréable à l'odorat. J'ai
traité cette infirmité comme maladie constitutionnelle, et j'ai fait usage du galvanisme dirigé
contre l'estomac et le foie sans en faire aucune
application quelconque aux oreilles. Après un
traitement de six semaines, la malade a presque
recouvré ses facultés digestives et son énergie
nerveuse et corporelle; les sécrétions morbides
ont à peu près cessé; un cérumen salutaire s'est
formé dans les oreilles, et l'ouïe est rétablie au
point que la malade m'entend distinctement
lorsque je parle bas, et qu'elle peut comprendre

la conversation ordinaire sans aucune difficulté.

Je terminerai ce sujet en citant deux cas arrivés récemment, qui viennent à l'appui de la remarque que j'ai faite, savoir : que lorsque la surdité provient d'un relâchement du tympan, d'un défaut d'énergie dans les nerfs auditifs, ou d'une obstruction dans la trompe d'Eustache, et *qu'elle n'est pas dépendante* d'un état de dérangement dans le système, j'ai trouvé que l'application *locale* de l'*électricité* était un stimulant plus avantageux que l'application *locale* du galvanisme. On ne peut expliquer ce fait que par le principe de la grande dissimilarité qui existe entre l'électricité et le galvanisme, et par les particularités de l'action morbide sur le corps humain.

Une jeune femme bien portante devint, il y a environ six ans, graduellement sourde des deux oreilles, et sa surdité augmenta tellement, qu'elle fut obligée de quitter sa place de femme de chambre. On avait essayé avec beaucoup de persévérance plusieurs remèdes, tant à l'intérieur qu'à l'extérieur. Sa surdité, qui était décidément nerveuse, fut aggravée par les stimulans mis dans les oreilles; mais l'électricité, administrée dans sa forme la plus douce pendant six semaines, rétablit le sens de l'ouïe dans les deux oreilles. Après un intervalle de deux ans, j'ai appris d'elle, il n'y a pas long-temps, qu'elle conservait la même amélioration qu'elle avait obtenue du traitement électrique.

Un particulier, qui avait été très-malade pendant quelques mois et qui avait, durant plusieurs années, souffert des maux d'estomac, qui, depuis deux ans, était sourd de l'oreille droite (l'oreille gauche avait été offensée dans son état essentiel et avait totalement perdu la faculté d'entendre depuis dix ans), me fut adressé par son médecin. La surdité était occasionnée par l'obturation de la trompe d'Eustache. Comme le malade avait recouvré sa santé par le traitement judicieux qui avait précédé, je n'eus besoin de faire que trois applications de l'électricité pour écarter l'obstruction qui empêchait mécaniquement le cours du son, et il y a deux ans qu'il est parfaitement guéri.

Lorsque les devoirs de ma profession me le permettront, je publierai un court traité sur la surdité.

CONSÉQUENCES A DÉDUIRE.

De tout ce qui précède sur la science et la pratique du galvanisme on doit tirer les conséquences suivantes :

1° Que le préjugé qui existe contre son emploi en médecine provient de l'ignorance où l'on est de ses vertus chimiques et curatives. - Le temps approche cependant où l'obscurité qui enveloppé cette nouvelle science sera dissipée, et où les clameurs réunies du préjugé et de l'amour propre seront réduites au silence , aussi efficacement qu'à l'égard de la vaccine qui a eu à lutter contre une armée d'opposans qui voulaient priver le genre humain de sa plus sûre défense contre les ravages d'une maladie destructive.

2° Que l'efficacité du galvanisme dans les cas les plus obstinés de maladies chroniques qui ne peuvent être guéries par les remèdes ordinaires, est un objet de la plus grande importance pour la société, car le plus grand nombre des membres qui composent chaque classe de la société est plus ou moins affligé de ces maladies, qui, bien que lentes dans leurs progrès, deviennent néanmoins fatales dans leurs résultats. Que ces maladies qui règnent si généralement soient considérées comme se rapportant au dérangement des organes digestifs, ou à celui du système nerveux, ou du système sanguin, peu importe au malade, pourvu qu'il puisse avoir un remède capable de combattre avec assurance et avec succès le mal à sa source et de lui rendre les avantages de la santé.

Je n'ai adopté aucune théorie particulière pour règle de ma pratique, non plus que l'opinion que toutes les maladies chroniques sont occasionnées et perpétuées par l'état de désordre des viscères abdominaux, et que chaque classe de la même maladie doit être rapportée uniquement à l'estomac, au foie, ou à tout autre organe de la vitalité; car je connais trop bien la connexion intime, la dépendance, la sympathie qui existent entre eux pour imaginer l'absurdité d'une maladie isolée. Je ne crois pas non plus que chaque cas particulier doive toujours être traité d'après les principes généraux, sans égard aux singularités de la maladie, à l'âge, au sexe, à la constitution et aux habitudes, depuis long-temps établies, des malades. Dans cette manière empirique d'opérer, le hasard peut amener un succès, mais les chances sont épouvantablement contre la guérison du malade. Les conclusions auxquelles j'ai été amené et que j'ai fidèlement énoncées dans les pages qui précèdent, sont autant de résultats de ma propre observation, influencés par ma prédilection en faveur de quelque hypothèse adoptée d'avance sur la nature et le traitement des maladies ; et, bien que quelques-uns de mes confrères puissent penser que je me trompe en théorie, néanmoins l'expérience a pleinement démontré que j'ai raison en pratique. J'ai trouvé que le galvanisme est plus efficace dans les maladies chroniques que les purgatifs mercuriels, stomachiques, toniques et nervins, et c'est ce que je maintiens, d'après les expériences de son application, que j'ai faites en bien plus grand nombre qu'aucun médecin ou chirurgien, soit dans ce pays-ci, soit dans tout autre ; c'est un fait que je suis obligé de publier, sous ma responsabilité médicale et morale. Dans les cas

d'une nature légère et ordinaire, les heureux
effets du galvanisme se font sentir tout de suite;
mais il tire sa plus grande gloire de la guérison
des maladies chroniques qui sont hors de la
puissance de la médecine, et que, dans ma
pratique, il n'a presque jamais manqué de
guérir, toutes les fois que la vigueur constitutionnelle n'était pas affaiblie au point de faire
perdre tout espoir de rétablissement. C'est pour
cela que j'ai été à même d'agrandir le cercle de ma
pratique sans envahir le domaine des *praticiens*
qui s'occupent de la médecine ou de la chirurgie en général, et de porter les bienfaits du
galvanisme aux infortunés malades qui ne pouvaient être guéris par les traitemens ordinaires.
Le galvanisme a souvent eu les meilleurs résultats dans les cas les plus désespérés, et a
également donné du soulagement à la délibilité
de la décrépitude, à la faiblesse naturelle de
l'enfance et à la vieillesse prématurée de la jeunesse. Que l'électricité et le galvanisme aient été
regardés, par les professeurs de l'art de guérir,
comme des agens plus puissans et plus efficaces
que les moyens médicinaux ordinaires, c'est ce
que l'on peut inférer de ce que leur emploi a
été généralement recommandé par eux comme

la dernière ressource dans des maladies qui ne laissaient plus d'espoir, et pour la guérison desquelles tous les autres moyens avaient été employés sans succès. Ne peut-on pas raisonnablement conclure qu'une pareille recommandation était fondée sur l'aveu de l'efficacité supérieure de ces remèdes? S'il n'en est pas ainsi, comment justifier cette recommandation?

3° Que le galvanisme opère en général des guérisons permanentes, c'est là un fait d'une aussi grande importance pour le malade, que son efficacité dans les maladies chroniques l'est pour la société entière. On ne doit pas s'étonner qu'il en soit ainsi, quand on considère la nature de cet agent philosophique qui diffère si matériellement de celle des drogues et des composés chimiques. Le fluide galvanique n'est pas un composé (du moins d'après nos connaissances actuelles), mais un principe simple, qui n'est pas susceptible d'être analysé : il est développé par un procédé chimique particulier, est parfaitement exempt de tout atome grossier et matériel, et sans aucune liaison avec des particules homogènes ou hétérogènes : il agit d'une manière immédiate sur le système nerveux et exclusivement sur les parties qui sont

soumises à son influence, sans le secours des organes digestifs ou du système lymphatique. Il
n'en est pas ainsi des médecines qui doivent
passer par les voies digestives, et être reçues en
partie dans les lactées. Ce raisonnement, *à priori*,
est entièrement confirmé par les résultats obtenus par le procédé galvanique ; car dans tout
le cours de l'exercice de ma profession, d'environ neuf ans, il n'y a pas eu un malade sur
trente, d'après un calcul modéré, qui ait été
obligé de subir un second traitement galvanique.
Je conviens fort bien que, dans certains cas, le
traitement n'a pas produit un rétablissement
permanent; mais j'affirme positivement que le
non-succès ne doit pas être attribué à l'inefficacité du galvanisme, mais à quelque application fausse et mal connue de ce puissant remède :
par exemple plusieurs malades m'ont été envoyés
par leurs médecins ou chirurgiens, pour recevoir l'application topique du galvanisme, afin
d'écarter quelques affections symptomatiques et
locales, lorsque la maladie primaire non-seulement n'était pas guérie, mais encore était en
pleine opération, ainsi que le démontrait le dérangement éloigné du système. Peut-on raisonnablement supposer que le galvanisme, ou tout

autre moyen, dirigé contre les effets concomi-
tans d'une maladie générale, puisse procurer
un plus grand bien qu'une simple palliation de
symptômes douloureux? ou bien peut-on croire
que des applications topiques guérissent des
maladies constitutionnelles? Assurément non.

Dans plusieurs cas, où le galvanisme a été
judicieusement ordonné et convenablement administré, et lorsque les malades avaient obtenu
un bien partiel de son emploi, ils ont été in-
vités, après un petit nombre d'essais, de le
discontinuer, et on a eu de nouveau recours
aux moyens ordinaires de la médecine. Ainsi,
lorsqu'une guérison, dérivée, dans son origine,
du procédé galvanique a été subséquemment
effectuée, tout l'honneur en a été exclusivement
attribué au traitement médical, et dans les cas
où le résultat n'a pas été heureux, le non-succès
a été injustement et exclusivement attribué au
galvanisme.

Plusieurs malades qui sont venus me trouver
sans l'intervention de leurs médecins ou chirurgiens, ont, d'après une fausse notion du
galvanisme et un espoir trop exagéré d'obtenir
la prompte guérison des maladies dont ils
avaient été long-temps affligés, renoncé à l'u-

sage de ce remède qui ne produisait pas des effets proportionnés à leur attente, et ont ainsi repoussé le seul moyen, peut-être, de rétablir leur santé, parce que la guérison n'était pas instantanée. Cette conduite est évidemment absurde, surtout si on la compare à la patience avec laquelle d'autres malades se sont soumis au traitement pendant des mois et même des années entières. Il paraît que ces malades, par la seule raison que le galvanisme n'est pas un remède ordinaire, s'attendaient à lui voir opérer des miracles et guérir en dix, vingt ou trente jours, des maladies chroniques qui les avaient obstinément tourmentés pendant dix, vingt ou trente ans, et avaient résisté aux efforts des plus habiles médecins ou chirurgiens du siècle. Il y a une autre classe de malades qui n'ont jamais su se rendre justice à eux-mêmes, pas plus que justifier la réputation de ceux qui les ont traités; je veux dire ces malheureuses personnes qui sont depuis long-temps sous la tyrannie d'habitudes pernicieuses, et qui n'écoutant pas les conseils de la prudence et de l'expérience, négligent de favoriser les progrès de la guérison en suivant les avis tant des médecins que de la morale. Les uns, par avarice, ont discontinué l'usage du galvanisme après en avoir obtenu un soulagement partiel, et par là se sont privés d'une guérison complète et permanente ; tandis que d'autres, aussi peu favorisés par la fortune que par la santé, n'ont pu fournir aux frais du traitement, et par des motifs de délicatesse, qui sans doute font honneur à leurs sentimens et qui sont préjudiciables à ma pratique, ont discontinué de venir chez moi, sans en donner aucune raison plausible. Le sort de ces derniers méritait la plus grande considétion et je regrette infiniment que ceux qui avaient le plus de besoin de santé et en sentaient vivement le prix depuis qu'ils l'avaient perdue, aient, par un manque de candeur à mon égard, manqué le but qu'ils s'étaient proposé et trompé mes plus grandes espérances. C'est ainsi que l'influence bienfaisante du galvanisme a été contrariée par le faux jugement, l'indécision de caractère, l'instabilité d'intention, l'impatience du tempérament, l'attachement obstiné à des habitudes pernicieuses, le manque de respect envers soi-même, l'abjecte mesquinerie, et le défaut de ressources, qui ont empêché les avantages permanens qui seraient résultés d'un traitement convenable et suffisamment prolongé de galvanisme.

4° Que, bien que le galvanisme soit un remède puissant, efficace et permanent, néanmoins l'usage que l'on peut faire à l'occasion de purgatifs doux et d'une nourriture bien réglée, sont de puissans auxiliaires qui en hâtent les effets salutaires. Ceci paraîtra d'autant plus raisonnable, que le galvanisme n'est ni une pilule ni une potion, mais un agent philosophique; et comme l'administration du mercure, du bain acide nitro-muriatique, et d'autres remèdes énergiques, ce n'est nullement rabaisser le mérite du galvanisme que d'employer, suivant les occasions, de petites médecines pour hâter la guérison. Les médecines que j'ai ordinairement fait prendre pendant le traitement galvanique, sont des apéritifs combinés avec des absorbans et des alkalis, tellement doux dans leur nature, et sûrs dans leur opération, qu'on les a fait prendre à des enfans à la mamelle, sans aucun inconvénient. L'emploi, soit nécessaire, soit accidentel, dépend de la nature de la maladie, et de l'état précédent et actuel du malade. Par exemple, dans la constipation habituelle et actuelle, provenant de l'état de torpeur du foie, et de la trop petite quantité de bile, occasionnant une congestion d'entrailles, on ne peut pas supposer que le galvanisme excitera constamment le foie de manière à opérer une sécrétion de bile suffisamment abondante pour chasser la matière fécale accumulée, sans le secours d'un purgatif. D'un autre côté, lorsque la constipation provient d'une obstruction de bile dans les conduits du fiel, occasionnée par le spasme, ou par des pierres de fiel, l'application du galvanisme au siége de la maladie écartera presque de suite le mal, et produira une opération si copieuse des entrailles, que le canal intestinal se débarrassera complétement, sans le secours d'un purgatif. Lorsque j'ai prescrit des médecines, je me suis toujours fait une règle de recommander aux malades qui étaient exclusivement sous ma direction, et nullement envoyés par les membres de la faculté (pour lesquels je n'opère que ministériellement) celles que, par leur propre expérience, ils avaient trouvées avoir le plus d'affinité avec leur tempérament constitutionnel, et dont la coopération avec l'influence galvanique produit les meilleurs effets. Comme les bons auxiliaires favorisent considérablement les progrès de la guérison, je me fais un devoir de régler la nourriture et l'exercice de mes malades, de leur recommander ce qui est le plus propre à obtenir le rétablissement permanent de leur santé, et de ne jamais perdre de vue qu'il ne faut pas prescrire de régime particulier d'après les principes généraux, parce que la maladie n'est pas toujours absolument la même chez tous les individus. J'ai cependant trouvé, par expérience, qu'une nourriture saine et abondante coopérait plus complétement avec l'influence galvanique, que de minces repas et une faible boisson. J'ai souvent été témoin des mauvais effets d'une trop rigide observation des préceptes écrits ou traditionnels d'une nourriture trop modérée, et d'une trop scrupuleuse attention à ne satisfaire leur faim et leur soif qu'à des heures fixes. Mes fréquentes observations et réflexions sur le régime diététique, dans les maladies chroniques, me portent à croire que les préceptes de la nature sont souvent des guides plus sûrs que les règles arbitraires de certains théoristes, qui condamnent invariablement l'usage exclusif d'une nourriture animale ou végétale; et je suis persuadé que si nous donnions l'attention convenable à nos alimens et à notre boisson, ainsi qu'à leur préparation tant culinaire que chimique, nous éviterions un grand nombre de maladies qui sont la suite d'une mauvaise digestion, et nous ne nous plaindrions pas aussi souvent de nos organes digestifs, que nous le faisons par suite de la mauvaise qualité de ce que nous mangeons, et du mélange délétère de ce que nous buvons.

Comme je parlerai dans l'appendice, de l'électricité, du bain acide nitro-muriatique, du bain pneumatique de vapeur, des bains de vapeur généraux et locaux, du bain d'air chaud, ou sudorifique portatif, etc., comme moyens auxiliaires dont je fais usage dans ma pratique; je me contenterai de faire observer ici qu'un air salubre, un vêtement convenable, l'exercice actif et passif et des habitudes régulières, qui favorisent le mieux la santé et la longévité, doivent être recommandés avec autant de soin et même d'autorité qu'un traitement médical ou diététique.

5° Le galvanisme est, entre les mains d'un médecin habile, un remède non-seulement efficace, mais entièrement exempt de danger (lorsqu'il est convenablement appliqué); c'est un fait qui doit inspirer de la confiance aux malades craintifs et les encourager à recourir à son influence. Ces qualités résultent de sa nature, de sa manière d'opérer, de la manière de l'appliquer, de son influence particulière sur le corps humain, ainsi que de la nature des maladies dans lesquelles il faut l'employer.

Le galvanisme, comme l'électricité, est un fluide simple et subtil, et dans son essence un principe innocent qui ne saurait être nuisible qu'entre les mains d'hommes ignorans, et sa vertu résulte entièrement de sa quantité et de son intensité. Ses propriétés chimiques sont bien connues, et ses vertus curatives sont aujourd'hui heureusement incontestables ; et son applicabilité à certaines maladies, dans leurs divers périodes, a été clairement démontrée dans ce traité pour l'instruction de tous les membres de la faculté, principalement à l'égard de son action particulière, comme un substitut efficace et avantageux du mercure dans les maladies chroniques du foie. Je puis me hasarder à donner la raison suivante de sa supériorité bien décidée sur ce puissant minéral, qui, lors même qu'il a été judicieusement employé, a, dans certaines circonstances, causé des maux irréparables à des constitutions particulières. D'après les recherches que j'ai faites sur la manière d'opérer des remèdes animaux, végétaux et minéraux reçus dans l'estomac, je crois devoir remonter aux lois de la nature, qui occasionnent leur décomposition et l'absorption de leurs vertus médicinales, tandis que le *caput mortuum*, ou les particules grossières et insolubles, sont chassées à travers le canal intestinal. Le mercure lui-même agit d'après un principe galvanique et sous les lois de l'action galvanique, ce qui paraîtra très-raisonnable d'après les considérations suivantes. Le calomel, ou toute autre préparation de mercure, lorsqu'il entre dans l'estomac, doit se décomposer, afin de développer l'oxigène et distribuer son énergie médicinale. Par quelle puissance cette décomposition s'opère-t-elle? est-ce par la chaleur de l'estomac? je pense que non ; je ne crois même pas que l'action vermiculaire ou mécanique de cet organe opère une décomposition d'oxides mercuriels, pas plus qu'un amalgame de mercure, ce que l'on sait bien être impossible. Je pense que cette question peut être facilement résolue d'après la loi du galvanisme, qui exige l'agence de deux fluides dissemblables et d'une substance métallique interposée pour opérer le développement de l'influence galvanique : appliquons ce principe à la décomposition des remèdes mercuriels reçus dans l'estomac. Le fluide salivaire et le suc gastrique sont les deux fluides dissemblables qui agissent sur une substance semi-métallique, la décomposent, et développent une espèce d'influence galvanique qui a la plus grande affinité avec l'oxigène. Ce procédé peut être rendu apparent aux sens dans l'excitation du galvanisme par les baquets ordinaires. Quoique la salive soit sans couleur et presque sans goût, cependant elle contient une certaine portion de muriate de soude; sa gravité spécifique est plus grande que celle de l'eau, et sa consistance est plastique et spumeuse, à cause de l'air atmosphérique qui s'y trouve engagé; elle possède une vertu qui surpasse celle de tout autre fluide, savoir la trituration du mercure, et il est probable que le suc gastrique produit un effet encore plus puissant dans la décomposition des substances métalliques et dans le développement de l'influence mercurielle.

Peu de personnes peuvent rendre raison de l'usage général et bien connu de donner un purgatif après une pilule mercurielle, et n'ont que l'idée vague que ce purgatif corrige les mauvais effets du mercure. En voici la raison. L'oxide mercuriel reste dans la première voie, et l'irritation que ses particules hétérogènes et angulaires produisent sur les nerfs du canal intestinal excite nécessairement et *morbidement* ceux du système, et provoque une plus ample sécrétion des glandes des intestins, pour protéger la membrane muqueuse contre cette irritation désordonnée qui a souvent produit une inflammation active et des ulcérations, particulièrement dans les climats très-chauds, lorsque l'on donne des doses de mercure trop fortes. La supériorité du traitement galvanique sur le traitement mercuriel provient de ce que la décomposition des substances métalliques n'a pas lieu dans l'estomac, mais dans les batteries , et que l'oxigène et l'hydrogène sont développés par les pôles positifs et négatifs, introduits dans le système et dégagés de ce système par des conducteurs humides, sans soumettre le canal intestinal à l'irritation de l'oxide mercuriel ou métallique, qu'il deviendrait nécessaire d'expulser par l'opération affaiblissante d'une médecine purgative, dont l'effet doit aussi être corrigé par une médecine fortifiante, afin de sontenir les forces constitutionnelles pendant le cours du traitement mercuriel.

Ainsi le galvanisme procure au malade des

avantages supérieurs à tous ceux des remèdes mercuriels sans aucun effet pernicieux sur les systèmes glandulaires, sanguins , nerveux et musculaires.

La différence entre l'action du galvanisme et celle du mercure sur le système, est grande , importante et remarquable, et donne à la première une immense supériorité sur la seconde. Le galvanisme, habilement administré, a rarement besoin du secours d'un agent secondaire pour suppléer à son insuffisance, et jamais pour corriger ses mauvais effets ; il n'est contraire à aucun tempérament constitutionnel et ne peut amener aucune maladie additionnelle ; dans son application il est parfaitement sans danger, agréable, direct, et souvent instantanément efficace ; il ne donne au malade aucun embarras personnel et peut être administré à tous les instans, aux hommes et aux femmes, quel que soit l'âge, et dans toutes les saisons de l'année. Le mercure, au contraire, exige une attention particulière en toutes circonstances ; ses agens secondaires et auxiliaires sont les purgatifs et les toniques pour expulser son *residuum*, son reliquat, et pour rétablir le système débilité ; il est souvent contraire au tempérament constitutionnel, au point d'être totalement inactif, et jamais il ne guérit une maladie qu'en en introduisant une autre. Son application n'est pas tellement sans danger qu'il n'exige des précautions pour se garantir des rhumes ; il est désagréable et incommode pour le malade, parce qu'il attaque les gencives, les dents et l'haleine : il n'agit pas directement, puisqu'il doit être porté par les absorbans au siége de la maladie ; et toutes les fois que son opération est instantanée, il est préjudiciable à la santé ; enfin on ne peut l'employer en tout temps et dans toutes les saisons, sans danger, comme le galvanisme, particulièrement pour les femmes.

Le galvanisme possède une énergie supérieure à celle du bain acide nitro-muriatique, et il faut aussi admettre le lavage ; parce que ce remède emprunte son efficacité d'un principe galvanique, et produit une action générale dans le système, afin de rétablir l'action d'une glande torpide et de faire disparaître quelque obstruction locale. Mon digne ami et estimable confrère le feu docteur Scott, autrefois établi à Bombay, et en dernier lieu dans Russell-Square, qui a découvert et introduit l'usage du bain acide nitro-muriatique, et en a, par ses succès, établi la réputation, comme étant un remède plus doux et plus efficace dans les maladies bilieuses que le mercure, a, avec la candeur de son caractère franc et généreux, fait connaître son opinion à cet égard, dans un mémoire qu'il présenta dans le temps à la Société Médico-Chirurgicale, qui le publia dans ses transactions pour l'année 1817. Ce savant médecin considérait l'action du chlore et de l'acide nitrique combinés comme l'action d'un principe galvanique. Pendant la durée du traitement galvanique auquel il fut soumis, non-seulement il exprima la conviction qu'il avait de l'efficacité supérieure du galvanisme sur ces agens, m'amena de temps en temps plusieurs de ses malades qui n'avaient pu être guéris par ses remèdes, et il eut la satisfaction d'être témoin des heureux résultats de sa recommandation libérale et désintéressée de ma pratique, qui était d'ailleurs opposée à la sienne. Sa mort est une grande perte, non-seulement pour moi, mais pour la société en général ; et je ne puis résister au plaisir que je goûte à consigner dans ces humbles pages la haute estime que je ressentais pour son caractère public et particulier, et que je conserverai pour sa mémoire. Je prie le lecteur de pardonner cette digression.

On peut diriger l'influence galvanique de manière à agir immédiatement sur un organe particulier quelconque, ou sur quelque partie du corps que ce soit, sans produire une excitation correspondante du système, avantage qu'on n'obtient point par les préparations du chlore, ou par le bain acide, parce que ces remèdes doivent agir sur l'estomac ou sur les absorbans. La supériorité distinctive du galvanisme est très-importante pour rétablir la liberté de la circulation dans les organes de la vitalité lorsqu'ils sont inertes dans leur action, et causent un désordre général dans le système. Par exemple, s'il y a excitation morbide de la tête, et détermination du sang à l'extrémité supérieure, par suite de la torpeur du foie et de l'inactivité des entrailles, on peut diriger le galvanisme immédiatement sur les organes qui sont la cause du mal, en faisant le circuit de communication par où l'influence doit nécessairement passer, et par ce moyen en stimuler l'action et égaliser la circulation, la chaleur animale et la force nerveuse. N'est-ce pas là un grand point qui

doit être obtenu par l'emploi du galvanisme?.
Je pourrais citer plusieurs autres circonstances,
où il est extrêmement important d'appliquer
ce remède à certains nerfs et muscles, sans irri-
ter un système qui ne l'est déjà que trop. C'est
par toutes ces raisons que le galvanisme a une
supériorité décidée, comme remède local et
comme remède constitutionnel sur le chlore,
le bain acide nitro-muriatique ou le bain éponge.

On peut également se convaincre que l'application du galvanisme est exempte de danger,
et cette conviction résultera du mode d'application et de la juste administration de son influence. Cette application est au commencement
rendue imperceptible; sa force s'accroît graduellement; et la juste quantité nécessaire pour
produire des effets avantageux, est déterminée
par la susceptibilité du malade. Ainsi, pendant
l'administration du remède, soit douce, soit
autrement, il n'est pas un seul moment hors du
pouvoir régulateur du médecin opérant, qui
tâte pour ainsi dire son chemin par une application douce et précautionnée, avant d'agir
avec plus de force. Par ce moyen, il est à même
d'apprécier de la manière la plus exacte l'état
constitutionnel et la force du malade, avant

de faire l'application complète; en sorte, que le médecin opérant, judicieux, habile et expérimenté, ne peut jamais faire le moindre mal, même dans les cas où il peut ne faire aucun bien. Avec des médecines puissantes, une expérience peut raremeut être faite sur un malade sans obtenir un bon ou un mauvais résultat, et du moment que la médecine est entrée dans l'estomac, il faut lui donner le temps de faire son opération, quand même le premier effet en dénoterait l'inefficacité. Dans les cas innombrables où l'on n'obtient point l'amélioration à laquelle on s'attendait, mais où le remède produit un effet désastreux, quel art serait capable de replacer la constitution du malade *in statu quo*, dans l'état où elle était auparavant? Cette objection, qui a été si souvent faite contre l'essai des remèdes nouveaux et énergiques, ne peut s'appliquer au galvanisme habilement administré. L'influence galvanique est d'un prix infini, non seulement comme épreuve, comme pierre de touche de la vitalité, mais aussi comme la *jauge*, la mesure du tempérament constitutionnel, le *criterium* de la nature et de l'intensité de la maladie, et une aiguille de baromètre, indiquant l'état du malade et les progrès de la guérison. C'est ce qui est chaque jour rendu évident à mes malades. Par exemple, dans un tempérament sanguin, il faut moins de puissance galvanique pour produire l'excitation, que dans un tempérament leucophlegmatique. Dans les maladies occultes, ou dont le siége est profond, où les actions morbides peuvent prendre une forme organique, l'opérant, habile, expérimenté et observateur, découvrira le siége et l'intensité de la maladie, tout aussi clairement par cette *pierre de touche* que par le stéthoscope de Laënnec. L'état d'inflammation et d'irritation, et la torpeur ou inflammation chronique de certains organes, aussi-bien que leur convalescence et l'état du système général, peuvent être clairement et progressivement déterminés par le degré d'augmentation ou de diminution de force galvanique que la susceptibilité des malades peut endurer, ce que l'on peut estimer par le nombre de disques employés dans le traitement. Quelquefois, au commencement du traitement galvanique, le malade, d'un tempérament sanguin, souffrant d'une violente inflammation chronique, ne peut endurer une force plus grande que celle qui est développée par trois ou quatre paires de disques; et à la fin du traitement, lorsque la guérison est presque achevée, lorsque la susceptibilité morbide est entièrement subjuguée, il peut très-bien soutenir une force de vingt à trente paires de disques. Et *vice versâ*, dans les malades qui souffrent de la torpeur extrême du foie, d'inactivité des entrailles, de faiblesse d'estomac, de perte de gaîté et de bonne humeur, et de prostration de forces, j'ai quelquefois employé toute la force de quatre piles, consistant en deux cent quatre-vingts paires de disques, sans produire une excitation proportionnée; mais à la fin du traitement, lorsque la santé générale était entièrement rétablie, la même personne ne pouvait endurer la force de plus de dix paires de disques. Une autre grande utilité du galvanisme est la certitude avec laquelle on peut découvrir et s'assurer du cours des nerfs profondément situés, et par ce moyen faire les applications locales aux parties affectées, avec une plus grande certitude du succès que par tout autre remède externe ou topique ordinaire. Sous le point de vue chirurgical, le galvanisme peut souvent épargner à l'infortuné malade une opération dont il appréhende les suites, ou l'application douloureuse des remèdes très-violens. Ces remarques, qui prouvent la supériorité du galvanisme dans les maladies chroniques, ne sont nullement applicables à l'emploi judicieux des remèdes mercuriels dans les maladies aiguës : car je suis pleinement convaincu que les diverses préparations du mercure, aussi-bien que celles de l'opium et d'autres puissans remèdes, sont, ainsi que la *vénésection*, ou saignée locale, extrêmement utiles, et dans beaucoup de cas les seules sur lesquelles on puisse fonder quelque espérance. Je ne réclame pas pour le galvanisme un degré d'estime plus haut que celui qu'il mérite véritablement, et n'attribue à ses vertus curatives que les guérisons qu'il a opérées dans ma pratique ; mais j'ai à regretter qu'il y ait eu plusieurs exemples de malades qui, de leur propre mouvement, ou sous la direction de médecins et chirurgiens qui ne connaissaient point les vertus du galvanisme et la manière convenable de l'administrer, ont employé cet agent non-seulement sans en obtenir un bon résultat, mais encore en éprouvant les effets pernicieux de son application. C'est ainsi que la bonne réputation de cet utile remède a parfois été mise en doute, par suite de l'emploi imprudent et peu judicieux qu'on a fait de la pile galvanique; d'où l'on peut raisonnablement conclure que l'emploi du galvanisme exige autant de talent et d'habileté, de jugement et d'expérience, que celui du mercure, ou de tout autre remède puissant, et qu'aucun homme de bon sens et de prudence ne fera jamais usage de l'un ou de l'autre de ces remèdes, sans avoir préalablement pris l'avis des gens de l'art. Les malades feront preuve de sagesse et de prudence, en se mettant sous la direction de leurs médecins, et en se laissant guider par ceux qui sont capables de conseiller et d'administrer les remèdes les plus propres à donner les meilleurs résultats.

6° Que la crainte d'avoir recours au galvanisme comme moyen curatif, est tout-à-fait mal fondée, si cet agent est employé convenablement.

D'après ce qui précède, le lecteur doit avoir observé que la forme et la manière dont j'administre le galvanisme sont très-différentes de celles qui étaient autrefois, qui même sont aujourd'hui assez ordinairement en usage. Scarifier, mettre des vésicatoires sur les parties à travers lesquelles on fait passer le courant galvanique, donner des *chocs*, tout cela est maintenant reconnu inutile. Les expériences, j'oserai dire ridicules, récemment faites sur les cadavres des criminels, et qui ont produit d'horribles distorsions du visage et de violentes agitations des muscles, ainsi que les journaux du jour en ont parlé, n'ont abouti qu'à laisser une impression défavorable sur les esprits timides, à l'égard des effets puissans du galvanisme sur le corps humain. Je nie positivement qu'il soit nécessaire que le galvanisme produise sur les corps vivans des mouvemens convulsifs pareils à ceux produits sur les corps morts. Le malade craintif peut être assuré qu'il n'éprouvera aucune sensation subite ou douloureuse dans l'application médicale du galvanisme. Dans une foule de cas, les femmes les plus délicates et les petits enfans en ont ressenti les effets les plus agréables et le plus intimement en rapport avec l'état de leur système.

7° Afin de ne pas employer le galvanisme indistinctement et peu judicieusement, il est de la plus grande importance de s'assurer de son applicabilité à certains cas, et de rechercher si l'application doit être constitutionnelle ou topique. C'est là ma première considération; et j'examine avec une scrupuleuse attention cette

variété de circonstances qui caractérise chaque
maladie en particulier. Il faut avoir non-seulement une connaissance exacte de la nature et
des périodes d'une maladie chronique, mais
aussi la connaissance pratique des vertus du
galvanisme, pour pouvoir porter un jugement
exact à cet égard. Il faut convenir qu'il y a dans
les diverses branches de l'art de guérir un certain tact, qui ne s'acquiert que par une attention constante et raisonnée aux cas particuliers,
par une longue expérience et par l'observation
sérieuse et suivie des résultats généraux de tel
ou tel mode particulier de traitement. C'est
pour cela que, sans prétendre m'arroger un talent supérieur, je crois être au moins aussi capable de juger de l'applicabilité binfaisante du
galvanisme dans les divers périodes d'une maladie chronique, que tout autre médecin ou
chirurgien qui n'aurait pas fait une étude particulière de la science du galvanisme médical,
et qui ne l'aurait pas employé journellement
dans sa pratique. Plusieurs médecins, chirurgiens, oculistes et auristes du premier talent
dans leurs diverses professions, m'ont souvent
fait l'honneur de me consulter, non-seulement
sur l'emploi du galvanisme pour leurs mala-

des, mais aussi sur leurs propres infirmités, et
plusieurs d'entre eux se sont entièrement confiés
à mes soins dans le cours du traitement galvanique qui a rétabli leur santé. C'est là un fait
bien connu, et qui ne fait pas moins d'honneur
à la libéralité de ces personnes qu'il est flatteur
pour moi.

J'ai déjà dit que, pendant plusieurs années,
j'ai employé avec succès l'électricité et le galvanisme dans diverses parties du royaume; mais
ce n'est que depuis ma résidence à Londres, et
pendant les neuf dernières années, que j'ai appliqué le galvanisme comme remède constitutionnel, aux maladies des organes de la vitalité.
Ce nouveau système de traitement me fut suggéré par les rapports encourageans des médecins
étrangers, à qui l'on doit le mérite d'avoir été
les premiers à employer le galvanisme dans la
cure de l'asthme, par les expériences subséquemment faites à l'infirmerie de Worcester,
par le médecin et l'apothicaire en chef, dans la
même maladie, et par le bruit qui s'était répandu que le galvanisme guérissait parfois les
obstructions biliaires, ainsi que l'asthme. Après
une mûre réflexion, je conclus que la mauvaise
respiration était fréquemment une maladie se-

condaire et non primaire, suite de quelque dérangement dans les organes de la digestion, et que la guérison aurait dû être attribuée au galvanisme, parce qu'il avait guéri la maladie primaire, et non pas simplement parce qu'il avait fait disparaître les affections concomitantes, telles que le dyspnæa, et les autres symptômes qui l'accompagnent. Ce qui me confirma encore davantage dans cette opinion, fut l'assertion positive que des asthmes habituels qui duraient depuis vingt à trente ans, étaient aussi promptement guéris que des asthmes plus récens, et que les observations faites sur les corps morts des asthmatiques avaient prouvé « qu'il n'y existait point de maladie organique des poumons ». D'après la conviction que j'avais que l'asthme habituel est, en général, une maladie fonctionnelle et secondaire, je résolus d'essayer le galvanisme, non-seulement contre cette maladie, mais encore contre l'indigestion, l'obstruction et la torpeur du foie, et contre les autres dérangemens dans les viscères abdominaux. Le résultat à répondu à mon attente (*).

____

(*) Cet agent philosophique, que les médecins du continent ont le mérite d'avoir été les premiers à nous

Avant de faire l'application du galvanisme
sur les autres, je résolus de la faire sur moi-

---

faire connaître, a subséquemment acquis un haut degré
de réputation par suite des expériences faites à Paris
par M. Le Gallois, sous les auspices de la classe de
physique et de mathématiques de l'Institut de France,
et publiées dans son ouvrage intitulé Expériences sur le
principe de la vie, notamment sur celui des mouvemens du cœur et sur le siége de ce principe. Ces expériences furent quelque temps après répétées par le
médecin en chef de l'infirmerie de Worcester, dans le
but de déterminer les lois des fonctions vitales, et l'exactitude de ses conclusions fut long-temps disputée par
les membres les plus savans de la faculté ; mias, après la
répétition de ces expériences devant ces personnages,
à l'Institution royale en 1821, il ne resta plus aucun
doute de l'influence extraordinaire du galvanisme sur les
fonctions vitales, et la conviction la plus complète que
les sens pussent recevoir, satisfit les sceptiques les plus
plus obstinés et décida pour toujours la question. Tous
les journaux de médecine et de philosophie rendirent
compte de ces expériences, qui furent consignées dans
les transactions de la société royale de Londres. Environ
à cette époque, à la prière d'un savant médecin et lit-
térateur, et qui est aussi un des premiers chimistes du
siècle, je fis quelques expériences galvaniques sur le
cœur et les poumons d'un lapin, et prouvai qu'une respiration libre peut exister après la division de la huitième

même. Quoique je jouisse en général d'une assez bonne santé, néanmoins j'ai, comme les autres personnes nées dans l'Inde britannique, été parfois sujet à des indigestions, à des maladies de bile et à divers symptômes alarmans. Un soir, après une journée passée dans les angoisses de l'esprit et un exercice violent, je me trouvai tellement malade d'indigestion, de nausées, d'étourdissemens et de maux de tête, que je me déterminai à commencer mes expériences d'application constitutionnelle du galvanisme, ce que je fis avec précaution. Mon étonnement fut proportionné au soulagement instantané que j'en obtins, car en moins d'une heure mes souf-

---

paire de nerfs. Je prouvai aussi par démonstration oculaire, puisque le corps était exposé ouvert à la vue, que la marche digestive de l'estomac et l'action péristaltique des intestins pouvaient être long-temps soutenues par le courant galvanique, et que le canal intestinal pouvait remplir son office définitif, même lorsque la dernière étincelle de vitalité était, en apparence, éteinte. D'après des faits aussi incontestables, que penser des personnes qui cherchent à verser le ridicule sur le galvanisme et à en contester les vertus, en dépit de l'évidence ? Que le sens commun réponde ; et que la conviction intime confirme la réponse.

frances cessèrent; je me trouvai parfaitement rétabli et sentis une plus grande vigueur d'esprit et de corps que je n'en avais éprouvé depuis plusieurs mois. Un petit nombre d'applications subséquentes du galvanisme ont tellement affermi ma santé générale, que depuis lors, et en employant cet agent seulement quelquefois, je me suis maintenu aussi bien portant que je l'aie été à aucune autre époque de ma vie. En conséquence de la preuve irrésistible de l'efficacité du galvanisme administré sur moi-même, j'ai été amené à en faire usage sur les autres contre des maladies semblables, et peu à peu contre d'autres qui en différaient légèrement, et ainsi, par degrés, je l'ai appliqué à la plupart des maladies comprises sous le terme générique de maladies chroniques.

Quoique j'eusse pris la résolution, en commençant à exercer ma profession dans la capitale, de me renfermer dans les limites de la chirurgie médico-philosophique, je me suis trouvé forcé par l'état de certains malades, et contre mes désirs, de recommander l'usage occasionnel de médicamens et un régime diététique, afin d'assurer les heureux effets du galvanisme et un rétablissement plus prompt. C'est ce que j'ai fait à l'égard des malades qui étaient privés de tout secours médical, qui ne m'étaient recommandés par aucun de mes confrères, mais qui, de leur propre mouvement, s'étaient mis entièrement sous ma direction. En faisant ce que je regardais comme un devoir de ma part, et qui ne me procurait aucun avantage pécuniaire additionnel, j'ai, bien malgré mon intention, indisposé quelques médecins contre moi. Je regrette sincèrement cette circonstance ; cependant je ne pouvais honnêtement compromettre les intérêts des individus qui m'accordaient une confiance sans bornes, et sacrifier ainsi leur santé à l'observance d'une pure étiquette, et d'autant plus que je suis absolument convaincu que la connaissance théorique et pratique du galvanisme devrait se combiner dans le même individu avec la science médicale, afin d'assurer le meilleur résultat de l'emploi de ce remède philosophique, et que ceux qui ne sont que de purs *manœuvres* du galvanisme, ou de tout autre agent semblable, ne sauraient faire un traitement soit médical, soit chirurgical, à l'avantage du malade, non plus qu'à leur honneur.

REMARQUES

SUR QUELQUES REMÈDES AUXILIAIRES

DONT ON PEUT FAIRE USAGE POUR RENDRE PLUS
SENSIBLES LES EFFETS DU GALVANISME.

ÉLECTRICITÉ.

Ce puissant agent est fréquemment employé,
comme remède constitutionnel et comme remède local, dans les cas où l'influence d'un
fluide expansif et une force mécanique deviennent nécessaires. Je renvoie le lecteur à mon
Traité sur l'électricité, dans lequel ce sujet est
pleinement discuté, sous les titres suivans : 1° éti-
mologie et définition ; 2° propriétés philosophiques ; 3° lois; 4° théorie ; 5° description de
la machine ; 6° vertus médicales; 7° maladies
auxquelles l'électricité est applicable; avec des
remarques sur les diverses manières d'opérer,
savoir : isolement, courant, frictions, étincelles,

vibrations, commotions, et la méthode particulière avec laquelle je combine les divers modes d'opération, afin d'agir sur le système aussi bien que sur les parties affectées. C'est ainsi que l'électricité est administrée à l'enfant et au vieillard, sans douleur et sans inconvéniens ; que ses vertus curatives sont rendues tellement efficaces, qu'un quart de ses applications produira autant d'effet salutaire qu'on pourrait en obtenir de tout autre mode, quelque prolongé qu'il fût.

Quant à l'isolement, il faut remarquer que c'est un axiome en physique, qu'un corps ne peut contenir plus que ne le permet sa capacité naturelle : ainsi, si on verse un fluide dans un vaisseau, ce vaisseau ne peut contenir que la quantité que ses dimensions permettent, et le surplus débordera. Appliquons cette remarque à l'isolement électrique. Lorsqu'un malade est placé sur une chaise ou un tabouret isolés, lié avec un conducteur principal, ou positif, il reçoit autant de matière électrique qu'il en peut contenir, et le surplus s'échappe vers la terre, par le moyen de l'air ambiant (quelque faible conducteur qu'il soit), etc. Afin de retarder l'échappement de l'électricité hors du corps, j'imaginai, il y a environ dix-huit ans, un vêtement de soie huilée, de forme semi-elliptique, destiné à revêtir un malade pendant l'opération.

Je crois devoir rappeler ici ce mode d'*isolement*, pour les personnes qui n'auraient point lu mon ouvrage sur l'électricité.

Perkinisme.

La composition de métaux pointus et circulaires destinés à servir de conducteurs pour le soulagement ou la guérison de quelques maladies constitutionnelles et locales, prouve qu'elle agit par un principe électro-galvanique, et que l'on peut, dans cas, considérer le métal comme conducteur d'électricité animale. Ces simples appareils qui développent une si petite portion d'influence électro-galvanique peuvent être utiles, dans quelques cas qui ne sont pas graves ; mais il est évident qu'un seul simple cercle de galvanisme ne peut, suivant la nature des choses, être mis en comparaison avec la vertu combinée d'un nombre de cercles simples dans une batterie galvanique.

Acupuncture.

L'opération de *Zin King*, ou acupuncture avec une longue aiguille, remède douloureux et dangereux (*), dont on se sert généralement en Chine, a été récemment pratiquée dans ce pays-ci dans les cas de rhumatisme provenant de causes externes. Le soulagement instantané que ce remède a procuré ne peut s'expliquer que par l'action d'un principe électro-galvanique. Ce soulagement me paraît provenir du dégage-

---

(*) Il paraît que M. La Beaume n'a jamais pratiqué l'acupuncture ou qu'il n'a pas employé des aiguilles convenables; ces aiguilles, qui doivent être extrêmement fines, ne déchirent point les tissus; elles en écartent seulement les mailles et ne produisent par conséquent, en général, aucune douleur. L'acupuncture est un moyen utile pour le traitement de quelques douleurs rhumatismales légères; mais elle devient un moyen puissant de guérison lorsque les aiguilles sont employées comme conducteurs du fluide galvanique, dans ou hors l'intérieur du corps. (Voyez l'introduction, page 38.)

N. d. t.

ment de l'électricité animale accumulée par la vertu couductrice de la pointe métallique, et non d'une déplétion vasculaire ou d'un changement de structure.

BAIN

ACIDE NITRO-MURIATIQUE,
PAR IMMERSION,

OU

A L'ÉPONGE.

CE remède se lie de près au galvanisme et peut en être considéré comme une variété. Il agit de même que le fluide galvanique et sous l'empire de la loi qui exige deux fluides dissemblables, et une substance interposée (*), pour que son influence soit développée. L'application externe des acides minéraux combinés et délayés, la peau et les fluides circulans du corps forment une double combinaison de fluide et de solide, qui est nécessaire au développement de ce principe élémentaire, qui, dans certains cas, agit presque instantanément et produit à peu près les mêmes sensations et les

____

(*) Ou *vice versá.*

mêmes effets sur le système nerveux et le système glandulaire que le fluide galvanique. D'après mon expérience des forces comparatives des acides combinés et du galvanisme, je regarde le bain nitro-muriatique comme une modification du galvanisme. Bientôt après l'introduction de ce remède, comme substitut du mercure, par feu le docteur Scott, il fut vivement repoussé par plusieurs membres de la Faculté; mais je suis convaincu que, dans les obstructions du foie et des conduits du fiel, c'est un remède utile et plus sûr que le mercure, mais moins efficace que le galvanisme. L'application interne des acides combinés, appelée *chlorine*, dans les cas appropriés de maladies du foie et dans les affections syphilitiques, a également été aussi utile que le bain ou l'éponge, qui sont aujourd'hui tous deux employés par nos habiles médecins. Les bains acides nitro-muriatiques, ou la chlorine, ne devraient cependant pas être indistinctement employés, ni ordonnés d'après des principes généraux; leur emploi exige plus de prudence que celui du galvanisme, parce qu'ils ne sont pas aussi exempts de danger dans leur action sur le système, ni aussi doux dans leur opération sur la maladie.

Ce n'est donc qu'aux malades qui ne peuvent pas suivre un traitement galvanique que j'ai recommandé celui-ci de préférence au traitement mercuriel, et j'ai souvent vu de très-bons effets produits par son usage dans les obstructions du foie et des conduits du fiel ; mais dans la torpeur du foie et dans les maux d'estomac, il n'a pas donné ces heureux résultats.

Le lavage (à l'éponge) avec l'acide végétal délayé, comme le vinaigre et l'eau, se rapproche beaucoup de celui fait avec l'acide minéral. Ce remède était fortement recommandé par le docteur Stewart aux malades dont les poumons étaient délicats et qui étaient sujets au rhume et à la toux. J'ai aussi, dans plusieurs maladies des viscères abdominaux et thoraciques, conseillé le lavage de la gorge, de la poitrine, de l'abdomen, etc., avec de l'acide acétique mitigé par l'eau ; et son emploi, comme moyen préservatif, a procuré les plus grands avantages, en fortifiant la poitrine contre les froids subits, et en donnant de la vigueur aux parties du corps les plus exposées à la maladie. Les bons effets de l'acide végétal délayé appliqué à la peau peuvent aussi bien se rapporter à l'action galvanique, que ceux des acides minéraux combinés.

BAIN DE VAPEURS GÉNÉRAL.

Le bain portatif que j'emploie dans ma pratique fut inventé par un grand mécanicien, et a été considérablement perfectionné par l'honorable Basile Cochrane et moi. La construction de ce bain est très-simple et on peut l'employer de suite dans les cas urgens, chez soi, hors de chez soi, près du lit ou dans le lit du malade, sans inconvénient et sans danger. L'appareil consiste en une chaudière, des tuyaux, robinets et un régulateur, au moyen duquel la température de la vapeur aux extrémités inférieures peut être rendue de vingt à trente degrés plus élevée que celle qui s'applique aux extrémités supérieures, point extrêmement important, auquel on ne peut parvenir par aucun autre moyen, à l'exception du *patent disperser* (distributeur patenté, breveté). Une tente portative, ou enveloppe à l'épreuve de la vapeur, une chaise et un tabouret, ou marche-pied, sont tous les accessoires de ce bain de vapeurs. Le réglement (ou modification) de la température est nécessaire pour la sûreté des malades qui sont sujets à une plénitude vasculaire, ou à une tendance de sang vers la tête; car plusieurs des personnes qui ont eu recours au bain de vapeurs ordinaire en ont éprouvé les plus mauvais effets, parce que la tête était exposée au même degré de chaleur que les pieds : il a même été fatal à quelques malades, par le vice radical de sa construction.

La vertu médicale de la vapeur, comme calmant et comme stimulant, est aussi bien connu des médecins, que ses effets sudorifiques et toniques le sont des malades. Les sensations délicieuses qu'il procure par ses effets sédatifs sur le système nerveux et par ses effets purifians sur la peau, sont une grande recommandation en sa faveur comme remède *domestique*, car il n'y a pas une seule fonction des organes de la vitalité de laquelle la santé générale dépende plus que le bon état de la peau. Le bain de vapeurs général est particulièrement et utilement applicable dans les premières périodes de la fièvre, dans l'inflammation aiguë de l'estomac, du foie, des intestins et des autres organes , dans la goutte, le rhumatisme, la gravelle, l'hydropisie, les humeurs scrofuleuses, aussi-bien que les maladies chroniques des viscères abdominaux, les obstructions des conduits du fiel, la torpeur du foie et des entrailles, la paralysie, la faiblesse et les maladies des jointures, la suppression de la transpiration, les maladies cutanées et celles particulières aux enfans et aux femmes.

Dans plusieurs de ces maladies, j'ai employé le bain de vapeurs comme auxiliaire, avec beaucoup d'avantages, et j'ai vu des résultats extraordinaires de l'emploi du galvanisme combiné avec le bain de vapeurs, lequel a opéré la guérison de maladies chroniques qui duraient depuis plusieurs années, en beaucoup moins de temps qu'on ne l'avait espéré. Je ne puis citer dans l'appendice un grand nombre d'exemples de l'emploi *comparé* du bain de vapeurs général, parce que je n'ai pas eu pour objet de faire des expériences sur les vertus comparatives de différens remèdes dont la réputation est bien établie, mais de combiner tous les moyens d'opérer le rétablissement rapide et permanent de la santé. Le même appareil est employé avec avantage comme bain de vapeurs local dans plusieurs affections.

ÉTUVE PORTATIVE.

CETTE machine est un bain d'air chaud général, que j'ai construit de telle manière que les malades puissent en faire usage chez eux et dans leur lit; c'est un des remèdes les plus efficaces qui aient jamais été introduits dans la pratique médicale; l'appareil est extrêmemeut léger et peut être transporté manuellement avec la plus grande facilité. Ce bain est l'air atmosphorique élevé par des moyens artificiels à un degré de chaleur réglé par un thermomètre, et qui est dirigé vers le malade sous les couvertures de son lit, où il est couché dans la position la plus convenable. L'effet immédiat est une chaleur naturelle, montant graduellement des pieds à la tête, qui cause au malade une sensation agréable, et produit une abondante transpiration.

L'étuve portative agit de la manière la plus douce et la plus prompte, en dirigeant dans le système un certain degré de chaleur pour hâter et égaliser la circulation, relâcher les vaisseaux de la peau et produire la transpiration, et par ce moyen faire disparaître les obstructions qui occasionnent et perpétuent la maladie. La commodité de ce remède est évidente, et sa forme prouve que c'est le meilleur moyen qu'on ait trouvé jusqu'ici pour en faire l'application dans les cas urgens.

L'efficacité de cette étuve portative est remarquable; et les cas cités dans l'appendice feront voir que les plus heureux effets ont été produits par son emploi dans des maladies graves. J'ai fait usage de cette étuve dans la goutte, le rhumatisme, la paralysie, l'hydropisie, les éruptions cutanées et plusieurs autres, et j'en ai obtenu un résultat décisif. J'ai trouvé qu'il contribuait à rétablir la vigueur de la circulation, à répandre la chaleur animale, à favoriser nonseulement les sécrétions de la peau, mais aussi celles des reins et des intestins, à faire disparaître les obstructions, et procurait un *soulagement instantané* des souffrances. Dans les cas nombreux où je l'ai employé (et il en est peu qui exigent plus d'une application), mes espérances ont été rarement frustrées.

Les faits que je citerai dans l'appendice (*) convaincront tout médecin ou chirurgien de bonne foi, que dans les circonstances pressantes, les vertus de l'étuve portative sont supérieures à celles de tout autre moyen analogue dont on pourrait faire usage.

(*) M. La Beaume ne m'ayant envoyé l'appendice que depuis peu de temps, et mes occupations ne me permettant point en ce moment d'en faire la traduction, je renvoie ce travail à une autre époque qui, je l'espère, ne sera pas éloignée.

N. d. t.

BAIN

DE VAPEURS PNEUMATIQUE.

Le bain de vapeurs pneumatique se compose de plusieurs parties : un cylindre, ou vaisseau métallique dans lequel le malade est placé, à l'extrémité duquel est attachée une vessie pour empêcher la vapeur de s'échapper, et l'air de s'introduire dans la machine pendant le temps de l'opération ; à l'autre extrémité du vaisseau est placé un robinet, avec un tuyau, auquel on adapte une bouilloire contenant de l'eau. La vapeur passe de là dans la machine par le robinet, et le fluide s'évapore au moyen d'une lampe à esprit de vin, mise sous la bouilloire. Un thermomètre indique la température de la fomentation et règle le degré de chaleur. On y adapte une machine pneumatique dans le but de vider l'appareil lorsque la fomentation a duré le temps convenable : il y a aussi une soupape d'échappement à laquelle est adapté un tuyau flexible, afin de dégager l'air vicié par la transpiration du malade que l'on cherche à guérir. Il y a encore un autre robinet destiné à empêcher les soupapes de la pompe d'être endommagées par la vapeur brûlante dans son élévation de la bouilloire.

Chaque emploi de l'appareil prend ordinairement une heure. Les sensations éprouvées par le malade pendant l'opération sont de l'espèce la plus agréable : même dans les maladies extrêmement douloureuses, les sensations sont pour le moment douces, et produisent graduellement dans le malade une inclination à dormir. L'exhaustion, lorsqu'elle est portée à son plus haut degré, n'éveille d'autre sentiment que celui du poids et d'une distension du membre sur lequel l'opération est dirigée. Lorsque le malade éprouve ce poids, on termine l'opération par l'introduction de l'air dans le corps du vaisseau, ce qui soulage de suite. En un mot, les effets produits sur le malade par l'application du bain pneumatique de vapeurs sont doux, sans danger et efficaces, et apportent du soulagement dans les périodes les plus pénibles de la maladie, même après que tous les autres remèdes ont été inutilement tentés.

L'appareil comprend et, pour la première fois, réunit les effets de la fomentation et de la ventouse, deux des plus puissans moyens d'agir sur les maladies, et cela sur un plan plus vaste qu'aucun qui ait jamais été imaginé, et s'applique particulièrement à la goutte, au rhumatisme, à la paralysie, aux contractions des muscles, aux maladies cutanées et autres, particulièrement à celles de l'espèce appelée chronique. La construction particulière de la machine permet de l'adapter à la jambe, ou au bras seulement; mais le principe va jusqu'à écarter la pression de l'atmosphère sur une surface dont chaque pouce carré soutient un poids de quinze livres : les effets sur les vaisseaux qui font circuler les fluides dans ces parties sont évidens, et l'expansion momentanée de ces vaisseaux, par suite de la suspension d'une aussi grande pression, doit présenter aux obstructions l'occasion de céder, tandis qu'en même temps le progrès de l'inflammation est arrêté, et la fièvre symptomatique et la destruction des parties, suites de la suppuration, sont prévenues.

Il est certain que la suspension de la pression

atmosphérique est, dans plusieurs cas, accompagnée des plus salutaires effets, en aidant les vaisseaux obstrués à se débarrasser, non seulement dans les affections locales des extrémités, mais aussi dans les autres parties du corps où il peut y avoir des obstructions. Feu le savant et ingénieux docteur Garnett fut si frappé de cette découverte, qu'il se procura et montra une de ces machines dont il expliqua l'usage, en parlant de la goutte, dans son cours intéressant de zoonomie. Le professeur Hufeland a appelé l'attention de la faculté de Berlin sur ce remède, par la vive recommandation qu'il a faite de son emploi dans les maladies contre lesquelles je l'ai moi-même employé avec le plus grand succès.

Depuis ces précieux témoignages, le bain pneumatique de vapeurs a reçu divers perfectionnemens importans, et son efficacité extraordinaire pour le soulagement et la guérison de plusieurs maladies dangereuses, a engagé la faculté à en recommander l'usage, que j'ai amplement expliqué dans mon traité sur cette machine.

ÉTUVE LOCALE.

CET appareil portatif est de forme semi-ovale, assez grand pour admettre tout ou partie d'un membre, pour l'application de l'air chaud, que l'on peut imprégner d'aromates, de soufre, de camphre, ou de toute autre drogue. Le principe sur lequel cette machine agit est absolument le même que dans l'étuve portative, ou le bain général d'air chaud. Dans les cas où le bain local de vapeurs ou le bain pneumatique de vapeurs ne peuvent s'appliquer, et où il est nécessaire de provoquer une abondante transpiration dans le membre affecté, on peut toujours compter sur les effets de ce bain-ci, parce qu'il ne manque jamais de les produire. L'administration de ce remède auxiliaire rétablira toujours l'équilibre de la circulation dans un membre engourdi, ou qui dépérit, en déterminant le sang à se porter à sa surface, en soulageant instantanément les souffrances et en diminuant la plénitude vasculaire sans excitation générale du système. Cet appareil, et deux autres pour l'application d'une chaleur sèche ou humide à la poitrine, à l'estomac, aux intestins et aux pieds, sont construits sur un principe très-simple, et je les ai trouvés extrèmement utiles.

———

SAIGNÉE TOPIQUE, ETC.

Comme la congestion locale, provenant de la plénitude vasculaire, ne cède pas toujours à la vertu curative des remèdes internes, mais agit mécaniquement, comme obstacle au cours de l'influence nerveuse, depuis le cerveau jusqu'aux parties qui sont en apparence affectées, j'ai quelquefois ordonné l'émission topique tant du sang que du sérum, par le moyen de sangsues, de ventouses ou de vésicatoires, comme préparatoire à un traitement galvanique, etc. Ces moyens chirurgicaux ne sont jamais nécessaires que dans les cas où le cerveau, le foie ou les autres organes sont gorgés de sang ou de lymphe, et où un degré élevé d'inflammation chronique prend le caractère d'une maladie aiguë.

EXERCICE, FRICTIONS.

———

Il n'est pas douteux que les moyens mécaniques comme les moyens chimiques sont essentiellement utiles au maintien de l'état de santé du système et à la guérison des parties malades. Je crois donc nécessaire, en certaines occasions, de recommander à mes malades les exercices actifs et passifs, au moyen desquels l'agilité et la force des muscles sont merveilleusement augmentées, (comme promenade en voiture, équitation, course, frictions, etc.) Je recommande aussi parfois l'excitation mécanique et manuelle qui donne du ton aux systèmes vasculaire et musculaire, prévient ou répare la perte de substance dans les membres paralysés, diminue l'expansion des jointures affectées et fait disparaître la torpeur des nerfs adjacens. J'ai obtenu de si heureux résultats de l'emploi de ces

moyens que je ne puis que les recommander
dans les cas proprement dits de maladies chroniques , pour le rétablissement et la conservation de la santé et de la vigueur corporelles.

NOUVEL APPAREIL

POUR FACILITER L'EMPLOI INTERNE DE VAPEURS.

Comme la vertu mécanique de la vapeur est pleinement appréciée et que les propriétés médicinales du bain de vapeur sont mieux connues, il faut convenir que l'introduction du calorique dans le système, par la chaleur humide, est le moyen le plus sûr et le plus propre à soulager et à guérir plusieurs maladies dangereuses. L'*inhalation* de la vapeur, la fumée du goudron, et d'autres substances, ont été recommandées par les plus savans médecins du siècle, et employées avec succès dans les maladies de poitrine. Pourquoi l'usage *interne* de la vapeur et des fumées ne serait-il pas aussi utile dans les maladies des viscères abdominaux que dans celles des viscères thoraciques?

Cette idée neuve d'introduire l'usage d'un très-puissant agent mécanique et chimique, pour adoucir et guérir les maladies aiguës qui, si elles se prolongent, deviennent bientôt funestes, ouvre un champ vaste à l'expérience et à l'observation. En réfléchissant aux cures extraordinaires de maladies *internes* qui ont été opérées par les vertus médicinales de la vapeur *extérieurement* appliquée, je suis décidément d'opinion que l'application *interne* de ce remède puissant et accrédité opérera un plus grand bien dans les cas où les injections et les autres moyens n'ont aucun succès. C'est ce qui m'a engagé à inventer et à construire un appareil peu dispendieux, sur un plan neuf et simple, pour l'administration interne de la vapeur au canal intestinal, à la vessie et à l'utérus. Cette machine, qui est petite et commode, peut se mettre dans la poche d'un vêtement, sans le moindre risque de le gâter. Elle est d'un emploi si facile qu'elle peut être appliquée par le médecin, la garde, ou le malade lui-même : elle n'excite que des sensations agréables, et on peut l'employer en toute sûreté, parce que la température de la vapeur peut être constamment réglée par la sensibilité individuelle.

Comme je me propose de publier un petit ouvrage sur cet important sujet, dans lequel j'expliquerai la construction de la machine par une planche gravée, je citerai les cas dans lesquels on peut l'employer utilement, et je donnerai les instructions nécessaires pour en faire usage; j'ajouterai simplement ici que je me promets les résultats les plus heureux de son emploi dans les maladies aiguës et chroniques, les accouchemens difficiles et l'asphyxie, et que le succès de ce perfectionnement dans l'application de la vapeur procurera les plus grands avantages à l'humanité. D'un autre côté, je verrai avec d'autant plus de plaisir l'introduction de cette machine, que son emploi sera sous la surveillance des membres de la faculté.

FIN.

ERRATA.

Page 40, ligne 1re de la note, *au lieu de* de l'application, *lisez* l'application.

— 109, — dernière, *lisez* principal.

— 13, — 230, *au lieu de* et, *lisez* ou.

— *id.*, — 16, *id.*

— 252, — 18, *au lieu de* ainsi, *lisez* il en fut de même.

— 261, — 5, *après* foie, *lisez* par le galvanisme.

— 262, — 11, *au lieu de* grande irritation, *lisez* grand relâchement.

— 264, — 20, *au lieu de* évacua, etc., *lisez* urina librement.

— 267, — 1, *lisez* d'une.

— 268, — 25, *lisez* mauvaises.

— 277, — 23, *lisez* sa.

— *id.*, — 24, *lisez* la.

— 278, — 1, *lisez* fatale.

— 300, — 18, *lisez* cette femme fut.

— 302, — 2 de la note, *lisez* a été.

— 305, — 18, *lisez* la période aiguë.

Page 3o5, ligne 20, *lisez* la.
— 325, — 18, *lisez* la première.
— 335, — 13, *lisez* de cette affection.
— 337, — 9, *au lieu de* sans aucun grand degré, *lisez* sans aucune apparence.
— id., — 18, *après* fait, *lisez* disparaître.
— 35o, — 1, *au lieu de* aussi, *lisez* encore.
— 354, — 6, *au lieu* d'action, *lisez* affection.
— 357, — 12, *lisez* causent.
— 358, — 15, *au lieu de* sous des formes hideuses, *lisez* avec un caractère plus ou moins fâcheux.
— 36o, — 8, *lisez* il n'y.
— 363, — 2, *lisez* du.
— 364, — 2, *lisez* celles.
— 372, — 7, *au lieu de* en, *lisez* et.
— 385, — 12, *après* comme, *lisez* cela se pratique dans.
— 389, — 14, *lisez* diverses.
— 391, — 6, *au lieu de* savoir, *lisez* pour.
— 4oo, — 18, *au lieu de* s'assurer du, *lisez* suivre le.
— 4o4, — 10, *lisez* diverses.